Oráculo dos
Florais de Bach

Resgatando a luz interior

Tina Simão

Oráculo dos Florais de Bach

Resgatando a luz interior

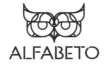
ALFABETO

ORÁCULO DOS FLORAIS DE BACH
© Publicado em 2021 pela Editora Alfabeto

Supervisão geral: Edmilson Duran
Diagramação: Décio Lopes
Revisão de textos: Luciana Papale
Ilustrações: Guilherme M. de Araújo

DADOS INTERNACIONAIS DE CATALOGAÇÃO NA PUBLICAÇÃO

Simão, Tina

Oráculo dos Florais de Bach: resgatando a luz interior/ Tina Simão. 1ª edição. Editora Alfabeto. São Paulo, 2021.

ISBN: 978-85-98307-87-9

1. Oráculo 2. Florais de Bach 3. Medicina Integrativa I. Título.

Todos os direitos sobre esta obra estão reservados ao Autor, sendo proibida sua reprodução total ou parcial ou veiculação por qualquer meio, inclusive internet, sem autorização expressa por escrito.

EDITORA ALFABETO
Rua Protocolo, 394 | CEP 04254-030 | São Paulo/SP
Tel: (11)2351-4720 | E-mail: editorial@editoraalfabeto.com.br
www.editoraalfabeto.com.br

Agradecimento

Agradeço a amiga, orientadora e terapeuta floral Maria Izabel B. Feliciano, por ter me apresentado, por meio da sua orientação e conhecimento, o trabalho magnífico do Dr. Edward Bach e os efeitos surpreendentes da Terapia Floral de Bach.

Gratidão imensa!

Dedicatória

Dedico este trabalho a todos os profissionais que, com seu empenho diário, divulgam os benefícios da utilização da terapia floral. Que sejam todos abençoados pelo respeito à filosofia do Dr. Edward Bach.

Prefácio

Sinto-me honrado em prefaciar este trabalho sobre o Oráculo de Florais de Bach que, pelo seu conteúdo, ultrapassa o limite que uma pesquisa pode oferecer e adquire vida e alma nas mãos de uma autora que deixa na sua obra a marca de toda uma experiência de vida dedicada às terapias alternativas e complementares.

Como mestra e terapeuta excepcional, Tina Simão motiva o leitor à curiosa busca pelo desenvolvimento pessoal e espiritual.

O prazer nesta leitura será um companheiro inseparável, sendo seu conteúdo prático o coração deste conhecimento adquirido.

Vagner Luciano de Melo
Psicólogo Clínico, Pós Graduado em Psicanálise e Hipnoterapeuta.

Sumário

Apresentação 11
I. A Terapia Floral 13
   O Poder de Cura da Natureza 15
   Problemas Emocionais 15
   A Luta Contra o Estresse 16
II. Os Sete Estados Emocionais e os Florais de Bach 17
III. Os Signos e os Florais 113
   Os Signos do Zodíaco e as Essências Florais 114
IV. Informações Adicionais sobre o uso dos Florais 117
   Florais e Outras Terapias 121
V. Dicas e Cuidados com o Oráculo Florais do Dr. Bach .. 125
   Limpeza do Oráculo dos Florais 126
   Consagração 127
   Potencializando os Florais com a Energia Reiki 128
   A quem se Destina o Oráculo dos Florais de Bach 129
   Escolhendo os Florais 130
   O Preparo do Floral 132

VI. Métodos de Tiragens. 135
    Tiragem Astrológica ou das Três Cartas. 135
    Tiragem das Cinco Cartas 136
    Tiragem das Sete Cartas 137

VII. A História do Dr. Edward Bach 139

    Bibliografia. 143

Apresentação

Desde que ingressei na área alternativa complementar tenho me interessado pelos Oráculos e por suas respostas. Criei o *Tarô dos Deuses Hindus* e o utilizo para orientar as pessoas. As respostas aparecem em todo tipo de atendimento onde o Tarô é utilizado, seja em problemas pessoais, nos relacionamentos, na saúde, no trabalho.

Assim também aconteceu com meus atendimentos com o uso dos florais. Então, decidi unir as duas experiências criando este Oráculo para atender as pessoas em suas dúvidas e necessidades em relação aos conflitos emocionais, que são os verdadeiros geradores dos problemas de saúde. As respostas aparecem claramente quando, intuitivamente, a pessoa escolhe três, cinco ou sete cartas, métodos que uso para sugerir e/ou complementar e reforçar a escolha do floral necessário no momento em que a pessoa precisa.

E o que falar do Rescue Remedy? Tenho observado a eficácia deste floral limpando o campo energético das pessoas. Nos meus atendimentos, tenho recomendado o Floral Rescue como preparação para o uso do floral específico para cada pessoa, pois percebo, pela experiência e estudo que tenho, que o Rescue limpa o campo energético e clareia a mente, facilitando a absorção de outros florais.

Ao longo destes anos de trabalho com as terapias complementares, os florais de Bach têm sido de grande valia, sendo, portanto, um grande direcionamento para aqueles que os têm usado.

A união intuitiva do Oráculo para a escolha e para o diagnóstico do floral correto e dos florais que trarão equilíbrio e mudança emocional foi o que me motivou a oferecer a vocês, terapeutas e leigos no uso dos florais, mais este trabalho.

Ao usar este ou qualquer outro Oráculo, existe uma necessidade de preparação para ficar receptivo a todas as informações que poderemos obter. Devemos acalmar a mente através de uma música suave e relaxante, queimando um incenso de flores ou fazendo uma prece ao Dr. Edward Bach, para que nos dê o discernimento necessário nas escolhas do Oráculo.

Tudo isso porque os florais agem de forma sutil, são pura energia e nos auxiliam para termos uma nova e positiva atitude, mudando os estados negativos e nos amparando em situações nas quais as emoções existentes possam ser positivamente alteradas naquele momento.

I
A Terapia Floral

As flores sempre estiveram presentes em nossas vidas, tanto nas atividades diárias como nos alimentos, nos remédios, no bem-estar físico e mental e também nos cuidados com a beleza. A flor é a manifestação da arte sem artifício... e é perfeita. Foi devido a essa perfeição que o Dr. Edward Bach, ao percebê-las, estudá-las, senti-las, criou seus florais, trabalho primoroso que nos auxilia no nosso autoconhecimento e crescimento pessoal, provocando mudanças internas e significativas.

Em síntese, os florais são essências vibracionais extraídas de flores com o objetivo de transformar estados mentais e emocionais negativos em positivos, reequilibrando o indivíduo. Feitos à base de água e flores, carregam a frequência vibracional da flor, que é conduzida ao organismo humano, transmitindo suas propriedades que vão além do nível físico, auxiliando na recuperação da saúde mental, emocional e, consequentemente, a física.

O efeito ao se tomar os florais não é suprimir as atitudes negativas, mas, sim, transformá-las em positivas, estimulando o potencial de autocura através do estímulo à Luz interior.

A essência floral atua no corpo sutil. O padrão de energia da flor ressoa no padrão de energia da pessoa, devolvendo o equilíbrio original. O princípio básico dos florais é a transformação de sentimentos negativos em positivos.

O uso da terapia floral tem início na identificação dos sentimentos negativos em algum momento da vida. Reconhecida esta situação, que requer extenso autoestudo, é escolhido o floral adequado ao seu problema.

Na escolha da essência, o ideal é esquecer qualquer doença física e se concentrar no estado mental e emocional. Observando seus desejos e limitações, você pode começar a tomar o floral considerando cada condição que percebe em si. Ao tomar a essência da flor, os sintomas diminuem e desencadeia o alívio em padrões similares. O floral não se fixa na doença, mas lança um olhar cuidadoso em "como o paciente vê a vida".

De forma geral, a terapia floral é auxiliar no equilíbrio das emoções, ajudando a acalmar estados mentais alterados como os de tristeza, por exemplo, dentre outros. Cada essência floral possui uma função específica, que atua sobre o emocional, reequilibrando-o. Assim, com as emoções saudáveis, a saúde física também se beneficia e torna-se menos suscetível a doenças.

A terapia floral não tem muito segredo. Geralmente o terapeuta recomenda que se pingue quatro gotas da essência diretamente na boca, quatro vezes ao dia (no mínimo). O grande benefício é que não existem efeitos colaterais, pois a terapia é 100% natural e à base de flores. Em alguns casos, como em bebês e gestantes, por exemplo, recomenda-se diluir o floral em água mineral em vez de ingeri-lo diretamente.

No *Oráculo dos Florais de Bach* essa terapia se torna rápida e fácil, entretanto, vale dizer que a terapia floral deve servir de complemento a qualquer tipo de tratamento, caso a pessoa que fará uso dos florais tenha alguma doença grave ou algum transtorno emocional que inspire acompanhamento médico.

O Poder de Cura da Natureza

As plantas usadas na terapia floral são silvestres e crescem livremente na natureza, sem interferência humana. Não são venenosas ou cultivadas artificialmente, por isso carregam sua força e pureza original, mostrada através da aura de cada uma delas, possuindo leveza e claridade. O Dr. Bach considerava o ser humano um filho do Universo, assim como são as plantas, as árvores e as estrelas. Ele acreditava que o verdadeiro relacionamento entre o ser humano e o mundo criado seria o curador de qualquer desarmonia ou desequilíbrio.

Os remédios florais que possuem as energias mais puras auxiliam na sintonização com o mundo natural e no alívio das perturbações emocionais. Potencializando uma determinada flor e fazendo uso do efeito positivo que ela carrega, temos a energia necessária para transformar os sentimentos negativos.

Problemas Emocionais

Emoções positivas fazem com que nos sintamos bem, enquanto sentimentos negativos prolongados podem nos deprimir e colocar em risco a nossa saúde. As emoções ao mesmo tempo que são controladas pelo sistema nervoso, são também afetadas por ele, que regula a produção de hormônios necessários para uma vida saudável e equilibrada. Reações negativas que vivenciamos podem bloquear o fluxo de energia do organismo, tensionando os músculos e restringindo o fornecimento de sangue e oxigênio para os órgãos vitais.

As essências florais ajudam a prevenir e contra atacar os efeitos indesejáveis, induzindo ao relaxamento e a volta de um sistema emocional equilibrado.

A Luta Contra o Estresse

Sobrecarga de trabalho, relacionamentos difíceis, hábitos inadequados são fatores que podem colocar a pessoa sob estresse, tornando-a ansiosa, deprimida ou frustrada, debilitando sua saúde e resistência em geral.

O ideal é confrontar o estresse de forma positiva, com atividades relaxantes e prazerosas como caminhadas, refeições calmas e leves e utilizando a terapia floral.

Compostos florais aliviam, mudam e curam as causas emocionais que, na maioria das vezes, são as causas do estresse.

II

Os Sete Estados Emocionais e os Florais de Bach

Durante um jantar, Dr. Bach observava as pessoas que estavam no evento e notou características distintas entre elas. Ele percebeu que as emoções podem acontecer devido a uma situação ou a um comportamento segundo a personalidade de cada indivíduo. A partir deste princípio, Bach teve a ideia de classificar as suas descobertas em sete distintas emoções, considerando que, dentro de cada uma delas e com sutis diferenças existe uma flor que a equilibra.

O sistema de cura do Dr. Bach traz 38 florais. No início eram apenas doze, pois Bach acreditava que a humanidade era composta por doze tipos de grupos definidos, sendo que cada indivíduo pertence a um desses grupos e cada um deles poderia ser reconhecido por seu comportamento, suas atitudes e sua expressão. Observando, Bach entendeu que estas características ficavam evidentes quando as pessoas estavam doentes.

Para o Dr. Bach, não se eliminam os defeitos reprimindo-os ou combatendo-os, porque eles podem surgir de novo com mais força que antes; defeitos se combatem exercitando a virtude contrária. Trata-se a personalidade, o temperamento e o estado de espírito do paciente, em vez de olhar a doença em si, já que a doença representa o desequilíbrio desses elementos.

Grande parte dos terapeutas florais indicam, mediante as respostas do paciente na *anamnese* (técnica do questionário), a composição do floral necessário para o momento com base na análise do estado emocional em que a pessoa se encontra. São sete os estados emocionais ou grupos classificados pelo Dr. Edward Bach. Em cada grupo encontramos um estado emocional e suas variações. Entre 1930 e 1936, Bach preparou e classificou as 38 Essências, dividindo-as da seguinte forma:

Desânimo e desespero

Flores que nos ajuda a estabelecer vínculos por meio da profunda coragem da aceitação do outro e de nós mesmos: Crab apple, Elm, Larch, Oak, Pine, Willow, Star of Bethlehem, Sweet Chestnut.

Falta de interesse pelo presente

Flores que trazem presença desperta e focada no momento presente, vivificada pela alegria: Chestnut Bud, Clematis, Honeysuckle, Mustard, Olive, White Chestnut, Wild Rose.

Intromissão ou excessiva preocupação com o bem-estar dos outros

Flores que nos ajuda a amar com compaixão, fluindo com tolerância pelo "caminho do meio": Beech, Chicory, Rock Water (a única essência feita sem infusão de flor, apenas com água potencializada), Vervain, Vine.

Insegurança ou indecisão

Flores que trazem assertividade, clareza de propósito, vigor, esperança, otimismo e fé: Cerato, Gentian, Gorse, Hornbeam, Scleranthus, Wild Oat.

Medo

Flores que trazem encorajamento para realizar desde as ações mais simples do cotidiano até os enfrentamentos mais desafiantes: Aspen, Cherry Plum, Mimulus, Red Chestnut, Rock Rose.

Problemas com limites ou sensibilidade excessiva às influências e opiniões

Flores que nos ajuda a fazer transições, atuar com transparência e seguir livre de influências limitadoras: Agrimony, Centaury, Holly, Walnut.

Solidão

Flores que ensinam a compartilhar os próprios dons, modulando os ritmos pessoais, favorecendo os relacionamentos: Impatiens, Heather, Water Violet.

1

Desânimo e desespero

Neste grupo encontramos os seguintes florais:

- Crab apple
- Elm
- Larch
- Oak
- Pine
- Star of Bethlehem
- Sweet Chestnut
- Willow

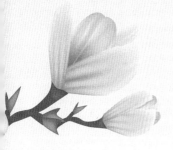

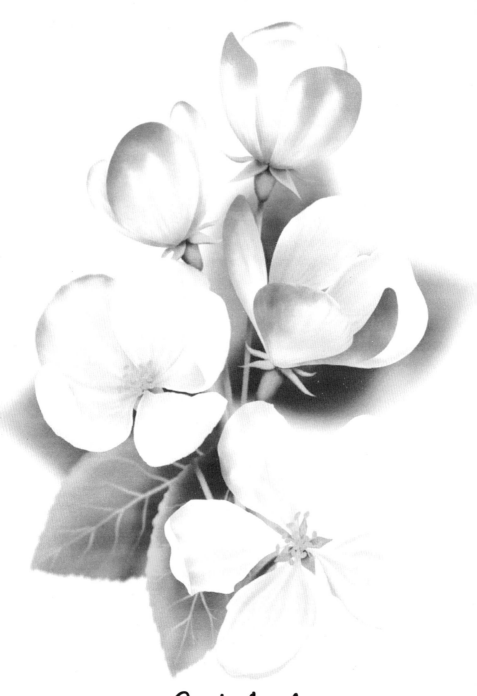

Crab Apple
Macieira/ *Malus sylvestris*

Pureza e Transformação

Indicação: para pessoas com mania de limpeza, com mania de lavar as mãos, que evitam contatos físicos, sentindo necessidade de purificação. Indicado também para pessoas exageradas, insatisfeitas, perfeccionistas, pessimistas, exigentes consigo mesmas, que tem nojo da própria menstruação, apresentam verrugas, alergias, manchas, que têm aversão pela própria aparência, acham-se feias, sentem repugnância do próprio corpo e da sua sexualidade.

Frases usadas com frequência: "Tenho vergonha de dançar ou de falar em público". "Na minha casa, tudo tem que estar limpo e em ordem, senão não consigo sair". "Essa ideia me entrou na cabeça e não consigo esquecê-la".

Função: estimula a energia vital; limpa acúmulos e venenos; renova a atividade corporal; combate a poluição e a contaminação interna e externamente; auxilia na habilidade para controlar pensamentos e reconhecer suas dificuldades e ajuda a ver as coisas de forma correta e a ser tolerante.

Curiosidades: originária da Pérsia, da Ásia Menor e da Europa, a macieira representava para os celtas a perfeição e a pureza e era considerada uma das sete árvores sagradas. Sua floração acontece no mês de maio. É a flor da purificação.

A energia divina move meu ser e me transforma no que sou.

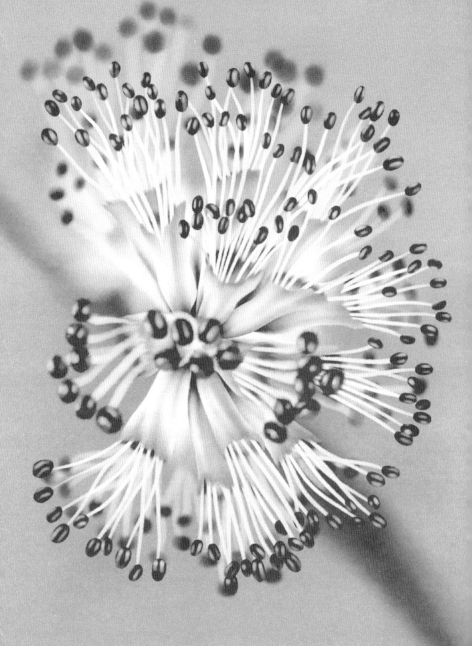

Elm

Olmo/ *Ulmus procera*

Liderança, Confiança e Responsabilidade.

Indicação: pessoas ativas, altruístas, capazes, eficientes, trabalhadoras, com mania de perfeição e que de repente duvidam da própria capacidade, sentindo não estar à altura da tarefa a ser feita. Sentem sobrecarga pelas responsabilidades ou pela dimensão do trabalho, duvidando das suas aptidões e com falta de autoconfiança. Sensação de esmorecimento, desânimo, esgotamento e depressão que poderá levá-las ao fracasso e a doença.

Frases usadas com frequência: "Estou fazendo mais do que posso". "Sinto-me deprimido". "Tenho tantas coisas a fazer que não sei por onde começar".

Função: auxilia no desenvolvimento da capacidade e da intuição; ajuda a deixar de sentir que a vida é um fardo pesado devido sua sensibilidade e vulnerabilidade nas posições de chefia e na tomada de decisões; traz confiança e segurança e proporciona enriquecimento e melhoramento em relação a outras pessoas.

Curiosidades: originários da Grécia, os olmos vivem até 500 anos, isolados ou em pequenos grupos e são árvores com grandes copas. Sua floração acontece nos meses de fevereiro a abril. É a flor da responsabilidade.

Sou hábil em responder e estou
à disposição da vida.

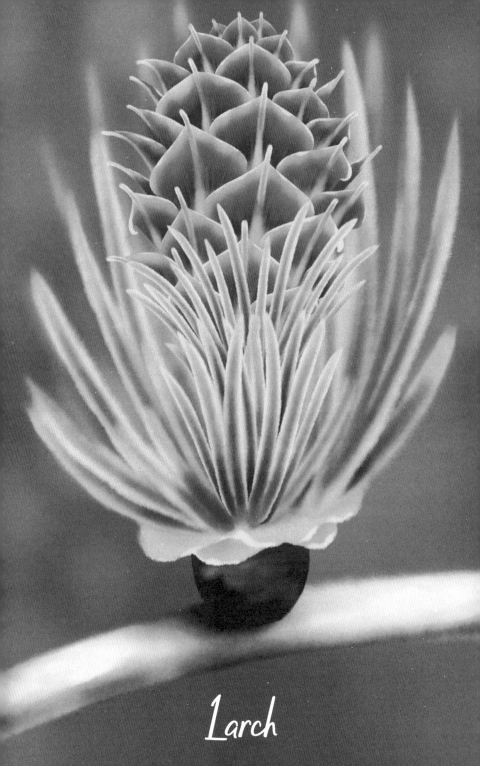

Larch

Lariço/ *Larix decídua*

Perseverança e Autoconfiança

Indicação: para pessoas que apresentam autolimitação da personalidade por falta de confiança em si mesmas, que tem complexo de inferioridade, expectativa de fracassos, sensação de impotência, inclusive sexual, que se diminuem perante os outros, que começam as coisas e não terminam, que ficam desencorajadas diante de novos desafios e para aquelas que perdem oportunidades na vida por não confiarem na sua capacidade e criatividade.

Frases usadas com frequência: "Sei que nunca vou ter êxito, portanto para que tentar?". "Não posso... Não sei". "Ao mínimo erro que eu cometa, logo fico desanimado".

Função: promove a ausência de medo, grande determinação e capacidade. Auxilia a pessoa a nunca se desencorajar com seus resultados e a desconsiderar ou não dar importância ao significado da expressão "não posso".

Curiosidades: originária da Grécia, Europa Central, Alpes e Inglaterra, sua madeira é uma das mais duras existentes, crescendo seis vezes mais rápido que o carvalho. Sua floração acontece nos meses de abril e maio. É a flor da autoconfiança.

Minha autoconfiança tem uma base sólida.

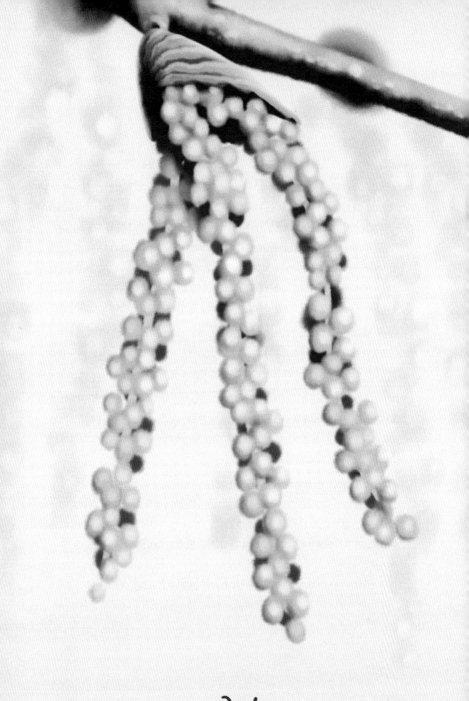

Oak

Oak

Carvalho/*Quercus robur*

Esperança e Coragem

Indicação: pessoas batalhadoras, capazes, confiáveis, empreendedoras, generosas, perseverantes na luta, ultrapassando os limites da força e da resistência física, causando desgaste físico e mental, podendo ter um colapso nervoso ou exaustão crônica. E para pessoas que não se importam com a opinião alheia, gostam de ser modelo de perfeição, que estão acostumadas ao dever e que têm dificuldade em expressar amor. Indicado também para doentes que não demonstram fraqueza, mas insatisfação por não poder ajudar, ultrapassando seus limites e causando desânimo, depressão e doenças a si mesmo.

Frases usadas com frequência: "Sinto que toda tensão se concentra nos meus ombros e na minha nuca". "Trabalho muito, a noite não consigo descontrair para poder dormir". "Férias? O que é isso? Não sei o que fazer durante as férias".

Função: ajuda a respeitar seus limites, buscando o amparo necessário para vencer suas lutas; auxilia os outros a serem confiáveis, fortes e pacientes, a suportar uma grande tensão e a permanecer tranquilo em qualquer situação.

Curiosidades: originário da Grécia, Norte da Europa e Inglaterra, para os povos indo-germânicos, é símbolo de fidelidade, da coragem para a luta e da força de vontade. Sua floração acontece nos meses de abril a maio. É a flor da perseverança.

Eu persevero e tenho meu
coração aberto e cheio de coragem.

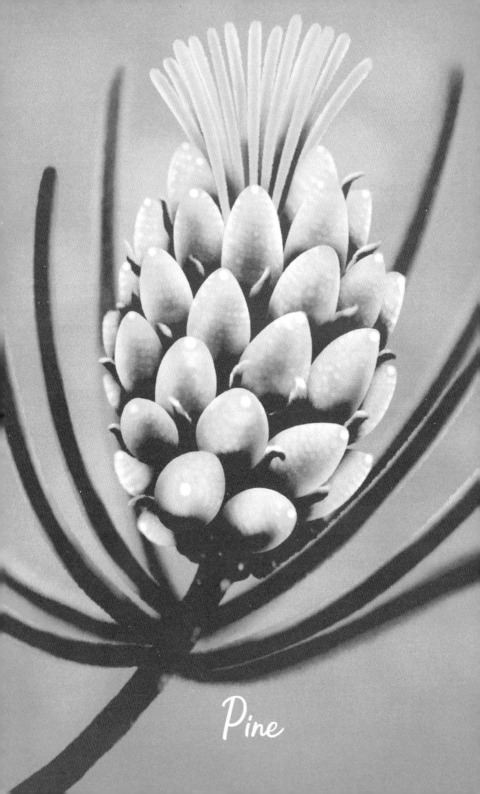

Pine

Pinheiro silvestre/*Pinus sylvestris*

Perdão e Alegria de viver

Indicação: para pessoas que carregam o peso dos seus erros, com arrependimento, culpando-se sem ter culpa, assumindo os erros dos outros, sempre pedindo desculpas, exigindo mais de si do que das outras pessoas, dando justificativas desnecessárias, não sentindo satisfação nas coisas boas por não se acharem merecedoras, pois são incapazes de amar e de se perdoar. E para pessoas que se autossabotam, condenando-se, punindo-se e se sacrificando de forma masoquista.

Frases usadas com frequência: "Quando querem falar comigo, logo penso que querem me acusar de algo". "Nunca me perdoarei pelo meu descuido". "Deu certo, mas se tivesse me esforçado mais, teria saído melhor".

Função: ajuda a pessoa a se sentir segura e amparada com força e clareza no coração e a assumir responsabilidades de forma justa e equilibrada. Promove grande perseverança, humildade, perdão, alegria de viver e julgamentos sadios.

Curiosidades: originário do Norte da Europa e da Sibéria, a Pine representa a Árvore de Natal original. Sua floração acontece nos meses de maio e junho. É a flor da autoaceitação.

Perdoo a mim mesmo,
ao meu passado e a todos.
Sou livre.

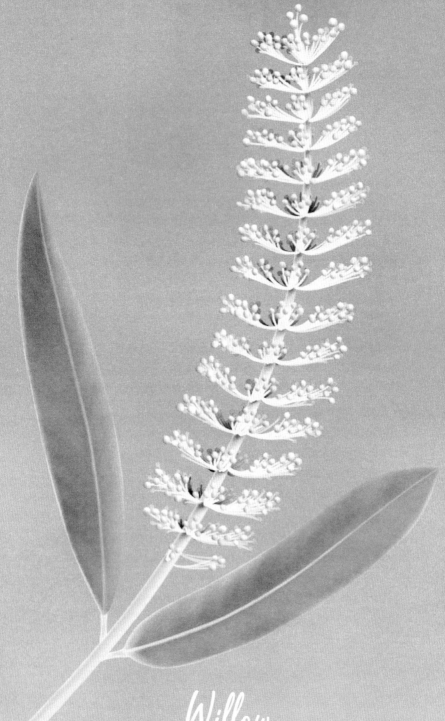

Willow

Salgueiro/ *Salix vitelina*

Otimismo e Pensamento positivo.

Indicação: para pessoa baixo-astral e que se faz sempre vítima, culpando os outros pelos seus fracassos. Para pessoas ingratas, derrotistas, pessimistas, negativistas, que acumulam ressentimentos, tornam-se invejosas e vingativas e não assumem responsabilidade pelo que acontece. Vivem presas a emoções destrutivas e não percebem que são as únicas responsáveis pelos seus insucessos e irrealizações, sendo sempre as desmancha prazeres. Indicado também para aquelas pessoas que simulam doenças e que, devido a essa energia, realmente adoecem.

Frases usadas com frequência: "Parece que só atraio desgraças". "Ninguém se importa comigo". "Como a vida é injusta".

Função: incentiva a vontade positiva e aumenta a determinação para vencer as adversidades; proporciona otimismo e fé; ajuda a atrair o bem ou o mal, conforme seus pensamentos e a reconhecer suas responsabilidades, restaurar o senso de humor perdido e a ver as coisas na sua verdadeira perspectiva.

Curiosidades: originário da Babilônia, do Egito e também do Oriente Médio. Segundo a linguagem das flores, quem leva folhas de salgueiro na roupa ou nas mãos mostra que se sente sozinho e abandonado. Sua floração acontece nos meses de março a maio. É a flor do destino.

Através da fé descubro a força interior que remove barreiras.

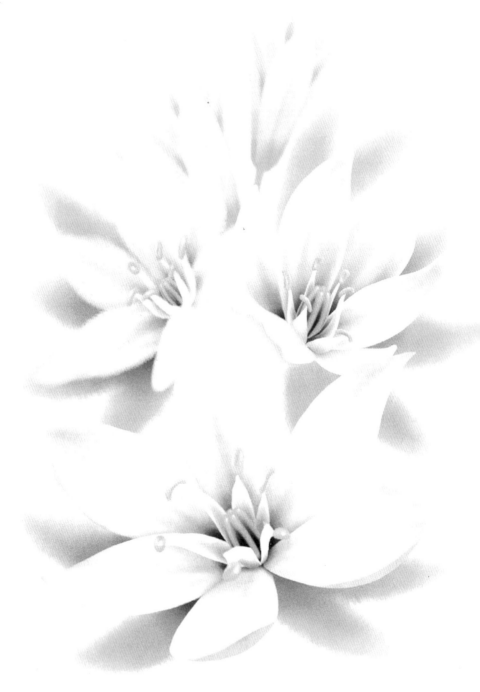

Star of Bethlehem

Star of Bethlehem

Estrela de Belém/ *Ornithogalum umbellatum*

Força Interior e Reorientação

Indicação: para pessoas com enfermidades agudas ou crônicas ou com consequências psicológicas e físicas, devido situações traumatizantes, física, emocional ou energeticamente, tais como cirurgia, acidentes, má notícia, decepção, pavor, perdas, separações dentre outras situações que deixam marcas.

Frases usadas com frequência: "Não consigo esquecer experiências e fatos desagradáveis". "Ainda sonho com a minha cirurgia, embora já tenha acontecido há algum tempo". "O susto ficou entalado na minha garganta".

Função: auxilia no aprendizado, a ficar livre de tensões, a expressar a sua natureza divina novamente, a neutralizar choques e seus efeitos, imediatos ou retardados, e a consolar dores e tristezas.

Curiosidades: originário do Oriente Médio, suas flores se abrem sob a luz do sol e se fecham quando o céu fica nublado ou quando o sol se põe. Sua floração acontece nos meses de abril a maio. É a flor da consolação.

Minha força interior me torna capaz de ser eu mesmo o tempo todo.

Sweet Chestnut

Sweet Chestnut
Castanheira/ *Castanea sativa*

Renascimento e Esperança

Indicação: para pessoas abatidas, atormentadas, deprimidas, melancólicas, pessimistas, em extrema solidão, em desespero total e com tortura mental extrema. Pessoa que antevê a destruição do ego. Indicado também para quem sente que não aguenta mais e que nada resta a fazer a não ser guardar todo sofrimento para si, sentindo-se abandonada, desprotegida, vazia e desesperançada.

Frases usadas com frequência: "Meu coração está partido". "Estou completamente desesperado, não aguento mais". "Não sei como tudo isso vai terminar".

Função: ajuda a ter confiança na vida e a reanimar seu espírito abatido. Promove caráter forte, controla as emoções, auxilia a resolver os próprios problemas e a manter a confiança em Deus, facilitando a receber os milagres que foram pedidos.

Curiosidades: originária da China, esta árvore quando floresce cria, através de seus estames, um efeito de luz quase sobrenatural. Sua floração acontece nos meses de junho a agosto. É a flor da redenção.

Sinto renascer em mim
a alegria de viver.

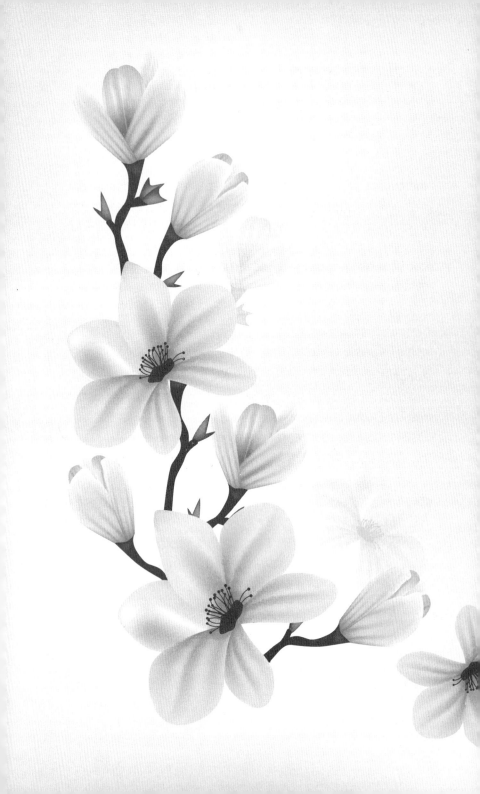

2

Falta de consciência do presente

Neste grupo encontramos os seguintes florais:

- Chestnut Bud
- Clematis
- Honeysuckle
- Mustard
- Olive
- White Chestnut
- Wild rose

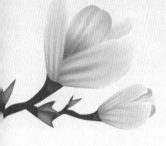

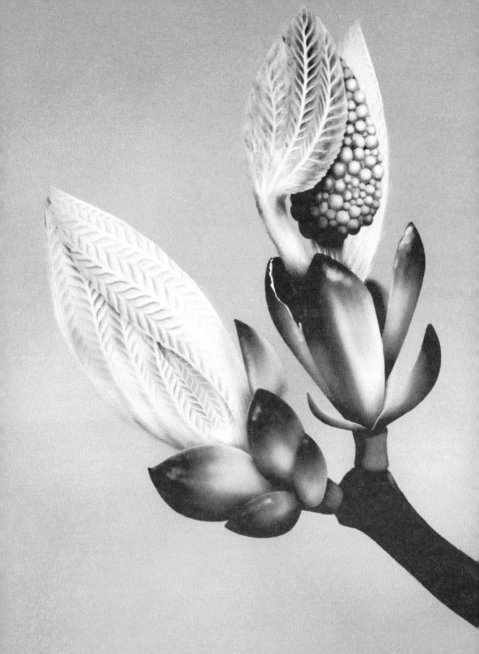

Chestnut Bud

Chestnut Bud

Broto de Castanheiro da Índia/ *Aesculus hippocastanum*

Capacidade de Aprender com as Lições da Vida.

Indicação: para pessoas que fogem de si mesma, não enfrentando o passado, não elaborando a aprendizagem, repetindo os mesmos erros, atraindo sempre as mesmas situações desagradáveis, que repetem os relacionamentos prejudiciais, que causam desilusão, dão prejuízos e fogem de si mesmas, não enfrentando os erros cometidos, trazendo para o presente os erros repetidos que representam a falta de concentração e de atenção, dificultando o aprendizado que a vida oferece.

Frases usadas com frequência: "Sempre compro a mesma cor de roupa, sem perceber". "Chego a um ponto nos negócios e fracasso, não consigo perceber meu erro". "Acho difícil aprender coisas novas".

Função: ajuda a reconhecer os acontecimentos da vida como oportunidades de novos aprendizados, a observar com atenção os erros cometidos e a adquirir sabedoria com as experiências.

Curiosidades: originário da Índia e da Pérsia, o castanheiro-da-índia foi plantado pela primeira vez em Viena, em 1576. Sua floração acontece nos meses de abril ou de maio. É a flor do aprendizado.

Aprendo com as experiências e consigo servir melhor ao mundo que me cerca.

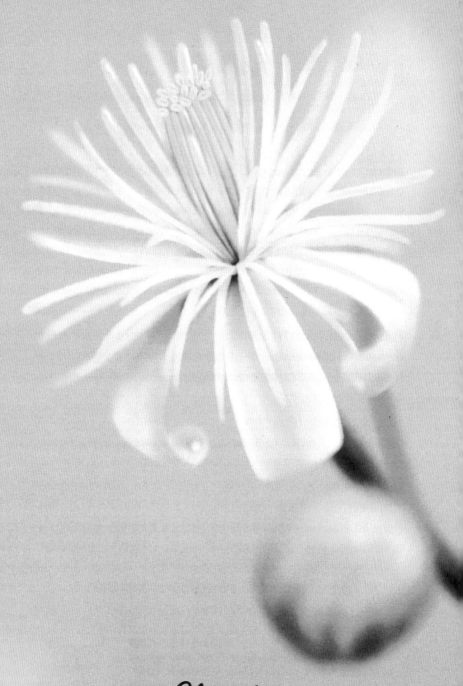
Clematis

Clematis

Vide-branca/ *Clematis vitalba*

Vitalidade, Rumo, Criatividade

Indicação: para pessoa absortas, dispersivas, desligadas, indisciplinadas, sonhadoras, que vivem sempre construindo castelos no ar, perdidas nas suas fantasias e que não se concentram no presente, ficando indiferente e sonolenta ou dormindo demais. Indicado também para quem tem sensação de vazio na cabeça, memória fraca, mente cheia de imaginação e com dons criativos não aproveitados. Para aqueles que têm indiferença pela vida, achando-a entediante e pensam em morrer. Para quem tem problemas de visão e audição e para quem tem tendência ao uso de drogas psicotrópicas para manter vivos seus devaneios.

Frases usadas com frequência: "Acordo com sono todos os dias". "Sou muito distraído". "Vivo esbarrando nos objetos por não prestar atenção".

Função: promove segurança material para as pessoas serem mais produtivas e conscientes e para despertar interesse genuíno por todas as coisas. Traz idealismo e inspiração e ajuda a pessoa a sentir-se com os pés no chão.

Curiosidades: originária do Hemisfério Norte e da Holanda, com suas flores creme, esta trepadeira cresce de modo imprevisível e cobre plantas, cercas e muros. Sua floração acontece nos meses de junho a setembro. É a flor da realidade.

Sinto o fluir do poder criativo
do Universo em mim.

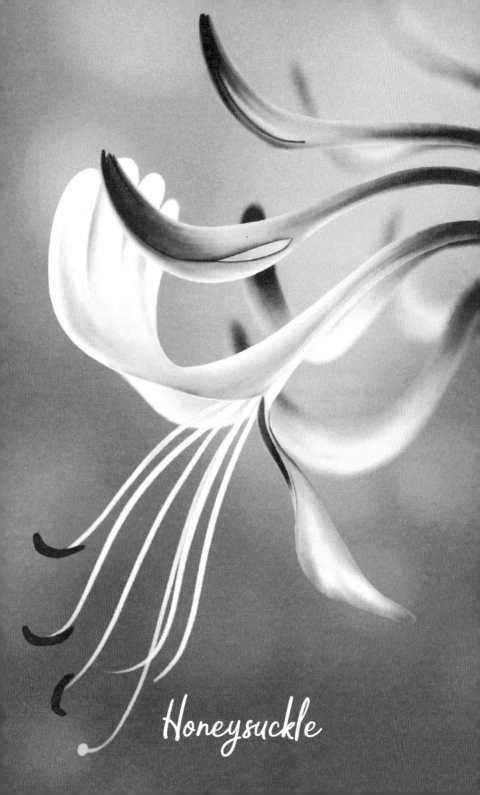

Honeysuckle

Madressilva/ *Lonicera caprifolium*

Capacidade de Mudança, Alívio da Mente.

Indicação: para pessoas que vivem do passado com grande apego às lembranças, desinteresse pelo presente e que não aproveitam as oportunidades que a vida oferece. Indicado também para pessoas sonhadoras, saudosas, solitárias, tristes, porque carregam dores que as afligem e não dão lugar ao novo, não retiram do que já passou as lições e aprendizados necessários e perdem tempo e oportunidades na vida por estarem presas ao passado.

Frases usadas com frequência: "Na minha época era diferente". "Quando eu era jovem...". "Nunca vou encontrar outro homem igual ao meu marido".

Função: ajuda a pessoa a aprender com o passado e a não ficar preso a ele e aos sonhos não realizados. Promove progresso espiritual e mental em relação às experiências do passado. Auxilia as viúvas, os órfãos ou pessoas que fracassaram nos negócios. Ampara as pessoas mais velhas e que vivem sozinhas.

Curiosidades: originária da Holanda, no século passado diziam que presentear alguém com ramo de madressilva significava promessa de amor eterno. Sua floração acontece nos meses de junho, julho e agosto. É a flor do passado.

Agradeço, reverencio e libero tudo que já passou.

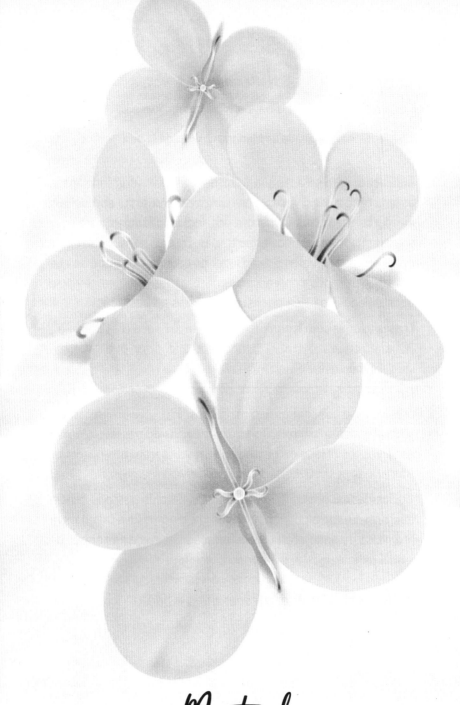
Mustard

Mustard
Mostarda/ *Sinapsis arvensis*

Interesse na Vida, Jovialidade.

Indicação: para quem tem desligamento temporário do Eu Superior e que, sem motivo racional ou razão aparente, é afetado por depressão profunda durante dias, semanas ou meses.

Frases usadas com frequência: "Sinto como se estivesse dentro de um poço fundo". "A única coisa que quero é ficar na cama". "Nada me atrai, seria melhor estar morta".

Função: resgatar a sua luz interior, promover serenidade interior, estabilidade, alegria e paz.

Curiosidades: originária da Espanha, as folhas frescas da mostarda restauram e ativam a mente, fortalecem a memória e afastam a tristeza. Sua floração acontece nos meses de maio a setembro. É a flor da luz.

A luz da minha alma flui por todo meu ser, agora.

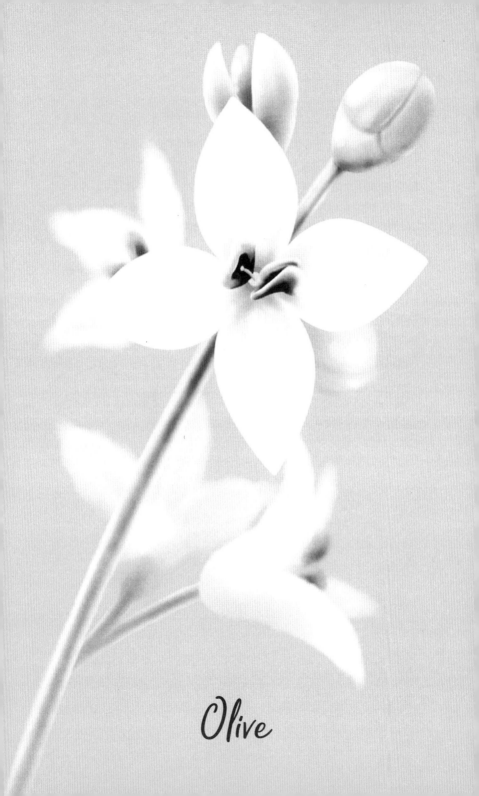

Olive

Oliveira/ *Olea europaea*

Paz, Regeneração, Equilíbrio

Indicação: para pessoas que se sentes fracas, sem alegria de viver, indiferentes aos prazeres da vida, sofrendo de insônia, sentindo que o corpo não corresponde às necessidades. Também indicado para quem tem baixos níveis de oxigênio no sangue, causando queda do estado geral de saúde, devido a sofrimentos ou enfermidades prolongadas ou cuidados com enfermos debilitados.

Frases usadas com frequência: "Estou exausto, esgotado, não aguento meu corpo". "Cuidei da minha mãe, tirei força não sei de onde. Agora, ela está bem e eu estou doente". "Nem por todo dinheiro do mundo saio de casa agora".

Função: promove força de ressurreição e de regeneração que o ajudarão a prosseguir. Aumenta a confiança no próprio esforço para vencer, restaurar a paz de espírito, a vitalidade e o interesse. Traz força para apoiar e guiar pessoas necessitada e ajuda na convalescença.

Curiosidades: originário da Turquia, os antigos romanos aplicavam massagens no corpo com azeite de oliva nos casos de esgotamento físico. Sua floração acontece nos meses de maio e junho. É a flor da vitalização.

Eu sou a paz infinita.

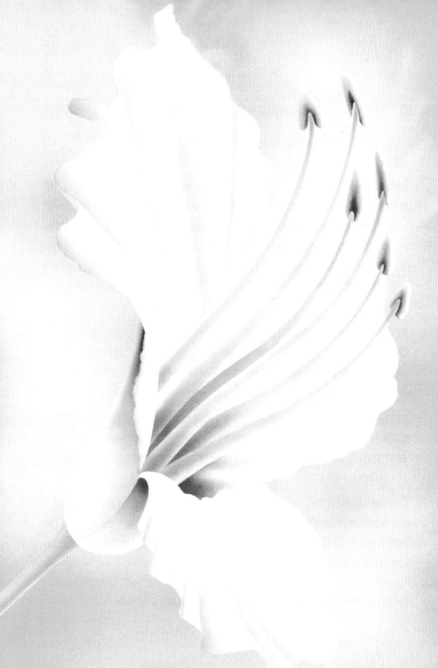

White Chestnut

White Chestnut

Castanheiro-da-índia/ *Aesculus hippocastanum*

Alegria de Viver, Discernimento, Tranquilidade.

Indicação: para pessoas com falta de concentração, com tortura mental por pensamentos indesejáveis, preocupantes ou repetitivos, que congestionam a cabeça, podendo até causar acidentes. A mente fica repetindo os fatos, pensando no que deveria ter feito. Essas pessoas, quando conseguem dormir, acordam com um turbilhão de pensamentos, apresentam tensão e hiperatividade mental e são atingidas pelo cansaço e pela depressão.

Frases usadas com frequência: "Minha cabeça está cheia de coisas, não consigo ter ideia coerente e clara quando estou trabalhando". "Quando vou estudar, surgem diversos pensamentos e não consigo me concentrar". "Acordo às três horas da manhã pensando muito, com imagens que não consigo esquecer".

Função: ajuda a manter a mente calma e limpa de pensamentos confusos, deixando-os essenciais e harmônicos. Promove a paz a si mesmo e com os outros. Controla os pensamentos, usando-os para solucionar problemas.

Curiosidades: originário da Índia e da Pérsia, consta que a medicina natural do século 18 recomendava levar três castanhas-da-índia na roupa para combater dores de cabeça de origem nervosa. Sua floração acontece nos meses de maio e de junho. É a flor dos pensamentos.

Ao exercitar meu discernimento,
sirvo melhor o mundo que me cerca.

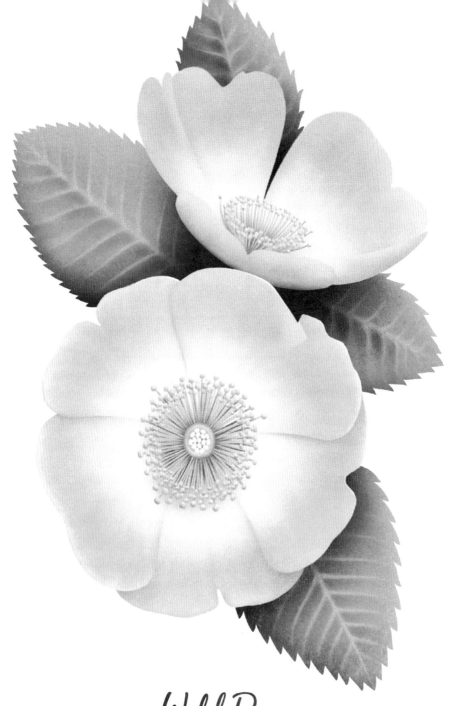

Wild Rose

Rosa-do-cão/ *Rosa canina*

Alegria e Motivação Interior

Indicação: para pessoas acomodadas, conformadas, desmotivadas e covardes e para aqueles que cultivam pensamentos pessimistas, são apáticos e tristes, estão sempre de baixo-astral, contaminando pessoas e lugares onde se encontram. E também para quem perdeu a alegria de viver e não tem vontade de melhorar a própria vida, renunciando às oportunidades e sem forças para arregaçar as mangas e ir à luta. São pessoas que acham que seu caso não tem solução e não se esforçam para melhorar.

Frases usadas com frequência: "Isso é assim mesmo, o que é que eu posso fazer?". "Quando falo, ninguém presta atenção". "Sou um fracassado".

Função: ajuda na transformação da monotonia com entusiasmo, num viver espontâneo e natural. Promove um vivo interesse por tudo que acontece: ambição, interesse, determinação. Proporciona estado de felicidade e traz satisfação dos amigos e boa saúde.

Curiosidades: originária da Pérsia, essa flor era consagrada a Deusa Freia pelos antigos germanos, que tinham o costume de despejar a água do primeiro banho do recém-nascido sob um arbusto de rosa-do-cão. Sua floração acontece nos meses de junho e agosto. É a flor da alegria de viver.

A irradiância da alegria me envolve
e sei quem sou, aqui e agora.

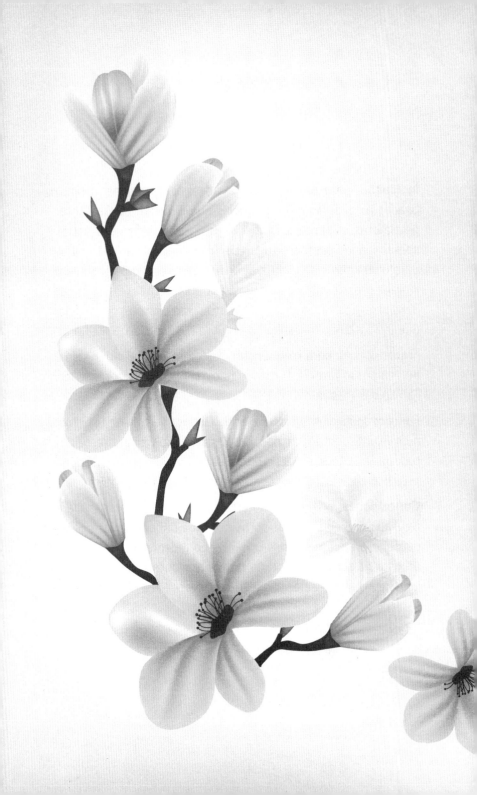

3

Intromissão

Neste grupo encontramos os seguintes florais:
- Beech
- Chicory
- Rock Water
- Vervain
- Vine

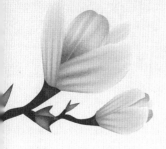

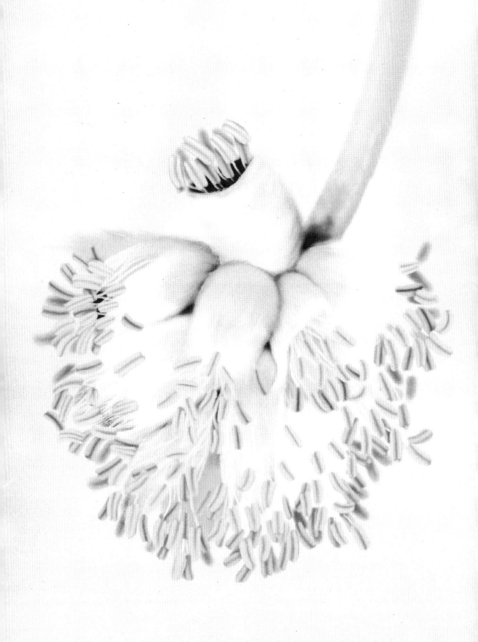

Beech

Beech

Faia/ *Fagus sylvatica*

Delicadeza e Tolerância

Indicação: para pessoas arrogantes, autoritárias, desagradáveis, descontentes, incompreensíveis, intoleráveis, perfeccionistas, queixosas, tensas, que têm os olhos vendados para o bem, para beleza e para bondade e que não têm a boa vontade de se colocar no lugar da outra pessoa para tentar entender ou compreender aos outros e a si mesmas.

Frases usadas com frequência: "Se eu posso fazer, porque os outros não podem". "Meu marido vive dizendo que faço críticas demais". "Querer é poder".

Função: ajuda a ver e a respeitar as experiências alheias como verdadeiras e válidas. Promove convicções fortes e ideais elevados. Desperta a vontade de ser mais tolerante para com os outros e capacidade de ver o bem.

Curiosidades: originário da Grécia, da Espanha, do sul da Noruega e do sul da Inglaterra, suas árvores são altas e majestosas, com grandes ramos e folhagens espessas e não toleram outras plantas por perto. Sua floração acontece nos meses de abril a maio. É a flor da tolerância.

Sou uma fonte poderosa de bondade e delicadeza.

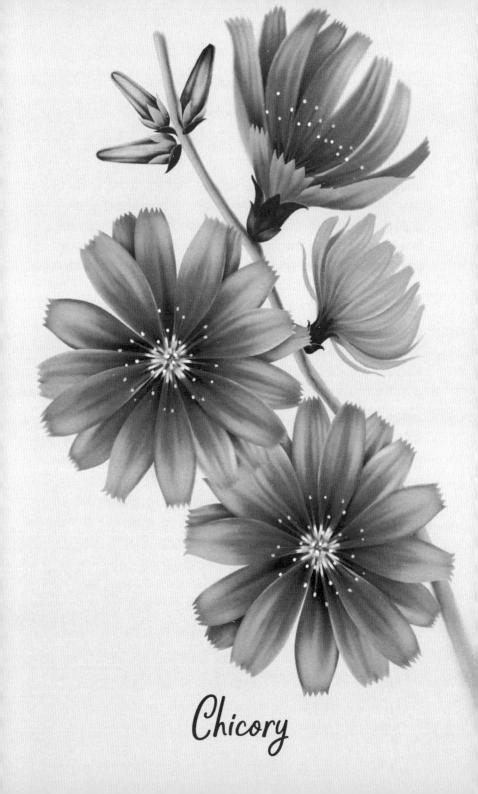

Chicory
Chicória/ *Cichorium intybus*

Amor Desinteressado e Bondade

Indicação: para pessoas possessivas, que controlam a vida dos outros, especialmente dos familiares. São pessoas críticas, carentes, superprotetoras, ciumentas, falantes, sociáveis, hiperpreocupadas pelo bem-estar das pessoas próximas, que têm crises histéricas e simulam doenças para chamar atenção e alcançar seus objetivos e não toleram a ingratidão, por isso cobram a retribuição dos favores prestados. Dominadoras, manipulam as pessoas para que satisfaçam suas necessidades e têm medo das perdas afetivas.

Frases usadas com frequência: "Você é o que é graças a mim". "Só lhe digo isso, porque lhe quero bem". "Criei tantos filhos e agora tenho de sair de férias sozinha".

Função: ajuda a ter uma atitude mais aberta e disponível diante dos acontecimentos da vida e a ter preocupação e cuidado amoroso com os outros. Promove conforto na doação de si mesmo sem se preocupar com recompensas.

Curiosidades: originário do Mediterrâneo e da Inglaterra. No passado, as raízes da chicória eram escavadas com as pontas da galhada de um veado para atrair o amor de outra pessoa. Sua floração acontece nos meses de julho, agosto e setembro, É a flor do materno.

*Quanto mais aprendo a me amar
mais sei amar aos outros.*

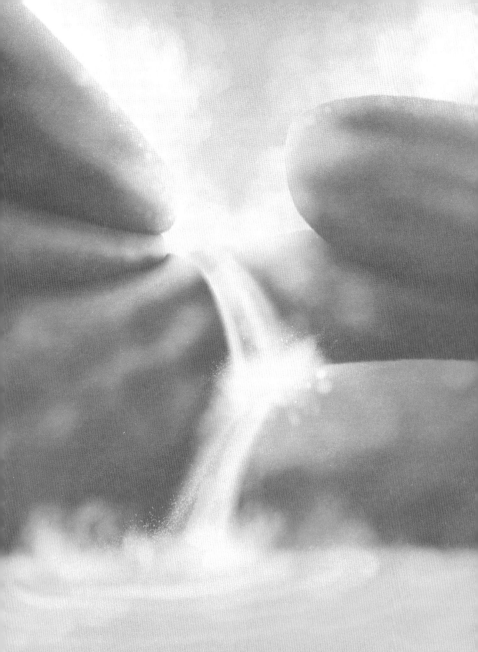

Rock Water

Rock Water

Água de fonte de rocha ou de fontes terapêuticas naturais

Alegria, Liberdade Interior, Adaptabilidade.

Indicação: para pessoas rígidas, fanáticas por religiões, por política, crenças ou reformas sociais. Pessoas castradoras, idealistas, disciplinadoras, obedientes a padrões rigorosos, privando-se das alegrias e prazeres da vida. E para aqueles que têm conduta exagerada de disciplina e dureza consigo mesmo e que podem se tornar mártires e somatizam desequilíbrios no corpo por autocrítica e autorrecriminação.

Frases usadas com frequência: "Às vezes tenho dor no pescoço e nos ombros". "Meus amigos riem dos meus princípios e das minhas ideias de perfeição". "Não brindo, porque não tomo álcool".

Função: ajuda a ter uma atitude mais aberta, disponível e prazerosa diante da vida; a ter convicções fortes para não se deixar influenciar pelos outros; a expressar alegria e paz, encorajando outras pessoas a segui-lo, e a ter ideais elevadas e a mente flexível para aceitar novas verdades.

Curiosidades: originária das Águas de fonte natural de Mount Vernon. Essa água, que vem de uma fonte terapêutica do País de Gales é energizada com luz solar. É a essência da flexibilidade.

Sou livre, porque a energia amorosa flui através da minha alma e me preenche.

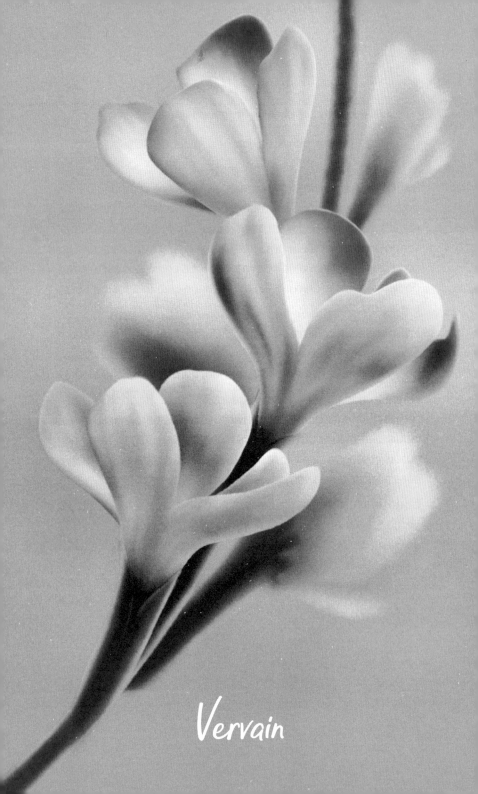
Vervain

Vervain
Verbena/ *Verbena officinalis*

Tolerância, Harmonia, Autodisciplina

Indicação: pessoas ansiosas, capazes, entusiásticas, laboriosas, revolucionárias, resistentes aos conceitos, ideias e convicções alheias, que querem impor suas verdades aos demais. São pessoas que se sentem donas da verdade, impulsivas, idealistas, corajosas, exageradas, dispostas a correrem riscos e sacrifícios para alcançarem suas metas. Preocupam-se com os necessitados e se entregam de corpo e alma a uma causa, indo até ao esgotamento e ao desgaste, que podem resultar em enfermidades físicas e crises nervosas.

Frases usadas com frequência: "Quando alguém me contradiz, irrito-me com facilidade". "Quer que eu prove que tenho razão?" "Não se pode permitir tanta injustiça".

Função: promove a capacidade de aceitar a falta de aptidão das outras pessoas. O "Ser" muito mais que o "Ter"; coragem para defender uma causa, superando qualquer perigo; calma, sabedoria e tolerância; capacidade de relaxamento; disposição para ouvir e mudar de opinião se e quando necessário, embora tenha fortes convicções.

Curiosidades: originário da Europa, Ásia e África, os médicos romanos receitavam usar uma coroa de verbena contra dores de cabeça. Sua floração acontece nos meses de julho a setembro. É a flor do entusiasmo.

Estou em harmonia com o Universo e criando esta harmonia, a cada, instante em minha vida.

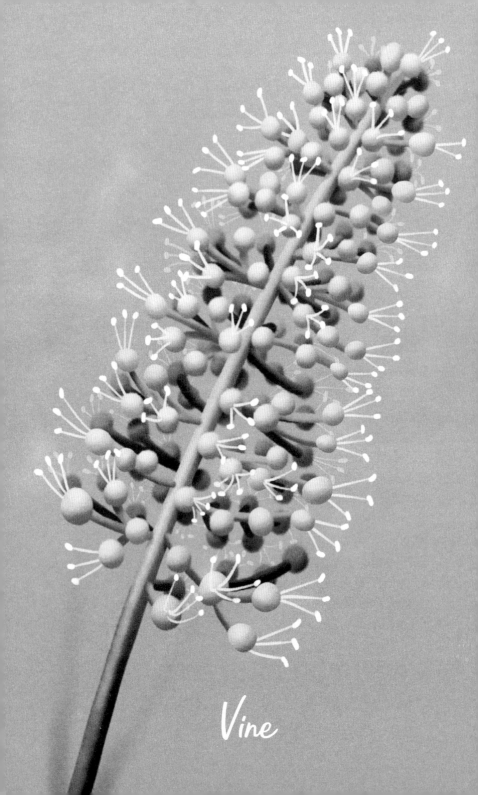

Vine

Videira/ *Vitis vinífera*

Sabedoria, Autoridade Natural

Indicação: para pessoas dominadoras, egoístas, ambiciosas, que invadem a vida dos outros exigindo obediência as suas ideias. Pessoas calculistas, hábeis, que fazem teatro para convencer os outros. E também para os severos, violentos, torturadores, que não aceitam argumentos, dizendo sempre o que é bom para todos, que se julgam superiores e impõem suas ideias e vontades às pessoas que dominam, através do medo, estabelecendo vínculos sadomasoquistas.

Frases usadas com frequência: "Não sei por que se zangam, faço para o bem deles". "Não me importa a opinião dos outros, na minha casa mando eu". "Sei o que é bom para meus filhos, eles tem que fazer o que eu digo".

Função: promove a fraternidade, a receptividade, a generosidade a capacidade, a confiança e a ambição. Ajuda a guiar os outros sem dominar e ainda os ajuda a encontrar sua direção na vida. Este floral inspira as pessoas com sua confiança.

Curiosidades: originária da Ásia e da Europa (Mediterrâneo), é uma planta cultivada no Cáucaso há pelo menos 5.000 anos, e que tem suas raízes penetradas na terra em até 20 metros de profundidade. Sua floração acontece no mês de maio. É a flor da autoridade.

*Estou conectado com a sabedoria infinita
e tudo se torna possível.*

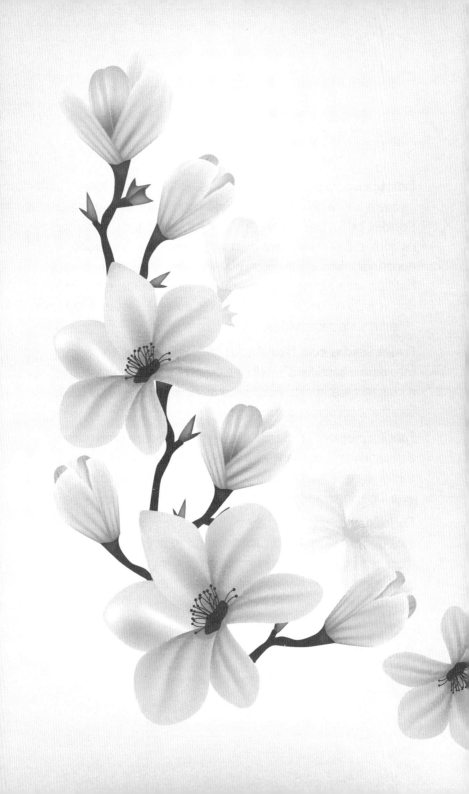

4

Insegurança

Neste grupo encontramos os seguintes florais:
- Cerato
- Gentian
- Gorse
- Hornbeam
- Scleranthus
- Wild Oat

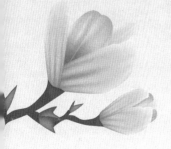

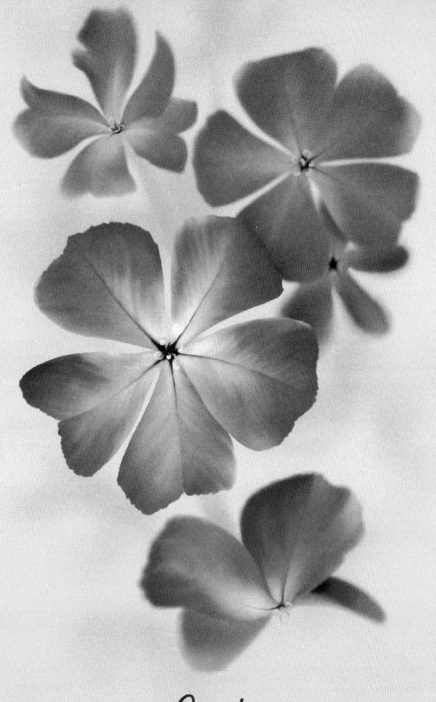

Cerato

Plumbago/ *Ceratostigma willmottiana*

Sabedoria e Clareza Interior.

Indicação: para pessoas que não confiam na própria intuição, que vivem em conflito interno, ocultando os seus conceitos, não valorizando a sua própria sabedoria interior. Questionadoras, dependentes da opinião alheia, costumam buscar incansavelmente gurus, cartomantes e médicos. Nunca estão satisfeitos por duvidarem da vida e de si mesmo. São desconfiadas e carentes de afeto, costumam imitar outras pessoas e são sugestionáveis e tagarelas, precisando sempre de conselhos. Pessoas fracas, facilmente enganáveis, que se deixam levar por outrem e que negam seu Eu Superior, única fonte verdadeira que nos guia.

Frases usadas com frequência: "O que você faria no meu lugar?". "Distraio-me com facilidade. É difícil me concentrar numa coisa por vez". "Não sei".

Função: promove a libertação de convenções e de minúcias, voltando para dentro de si sua atenção para encontrar sua própria verdade. Ajuda a manter uma decisão quando esta for tomada, a ter opiniões definidas, sabedoria e poder intuitivo e a tomar decisões rápidas e eficientes.

Curiosidades: originário do Tibete, suas flores refletem o azul límpido e levemente arroxeado do céu do Himalaia. Sua floração acontece nos meses de agosto a setembro. É a flor da Intuição.

Percebo cada instante da vida
e tenho flexibilidade.

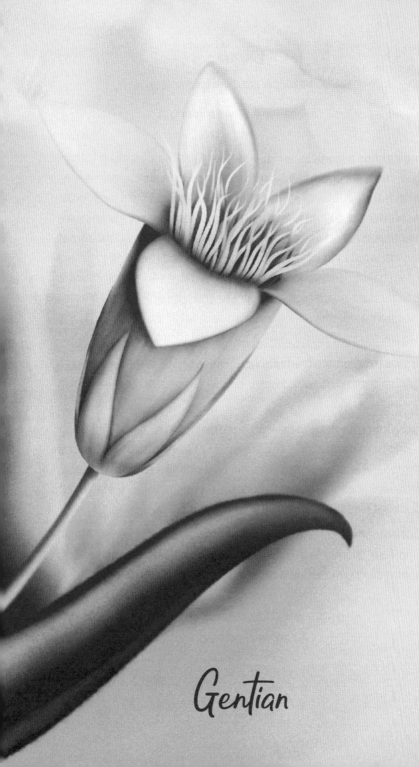

Gentian
Genciana / *Gentiana amarella*

Compreensão, Coragem, Fé

Indicação: para pessoas indecisas e melancólicas, que esperam o pior resultado de uma situação, entrando em depressão por adversidades ou acontecimentos que funcionam como obstáculos que elas não conseguem transpor, não conseguindo seguir adiante e abandonando a luta.

Frases usadas com frequência: "Depois que aconteceu aquilo, fiquei desanimado". "Sou um fracassado, não sirvo para nada". "Como sou azarado, sei que não vai dar certo".

Função: auxilia na capacidade de prever desafios e reconhecê-los como oportunidade de crescimento; a fazer o melhor de si sem medo do fracasso; a superar obstáculos e a realizar as tarefas, mesmo que difíceis. Promove convicção na superação de dificuldades e ajuda a não ser afetado por impedimentos.

Curiosidades: originária dos Montes Cárpatos, da Europa e da Ásia, esta erva era receitada pelos médicos antigos contra a inapetência de causa psicológica, desânimo e desmaios. Sua floração acontece nos meses de junho a agosto. É a flor da fé.

Supero todos os obstáculos
quando exerço o meu melhor.

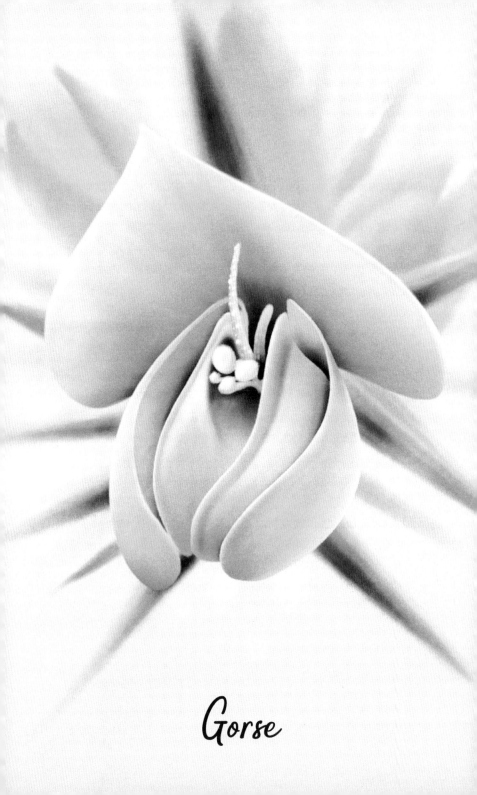

Gorse

Tojo/ *Ulex europaeus*

Esperança

Indicação: para pessoas apáticas, acomodadas, desoladas, desencorajadas, como em casos de doenças graves ou terminais. Que apresentam desgaste energético, sem esperanças de melhorar, acreditando que nada mais resta a fazer, sentindo-se predestinada ao pior e que necessitam ser encorajadas a tentar alternativas de tratamento.

Frases usadas com frequência: "Já rezei para tudo que foi santo". "Nada mais vale a pena". "Só vou me consultar porque minha família insiste".

Função: ajuda a dar um empurrão para a pessoa não se sentir imobilizada pelas experiências anteriores, sempre com a certeza de confiança no futuro. Promove a fé e a esperança com atitudes positivas. Ajuda a não ser influenciado pela opinião dos outros, nem pela saúde física ou mental e a crer que todas as dificuldades serão superadas, favorecendo a paciência e a recuperação, que é o primeiro passo para a cura.

Curiosidades: originário da Grécia, da Turquia e da Europa, a floração amarela deste lindo arbusto marcava o Equinócio da Primavera, no calendário celta. Sua floração acontece nos meses de abril e maio. É a flor da esperança.

Minha esperança provoca
milagres em minha vida.

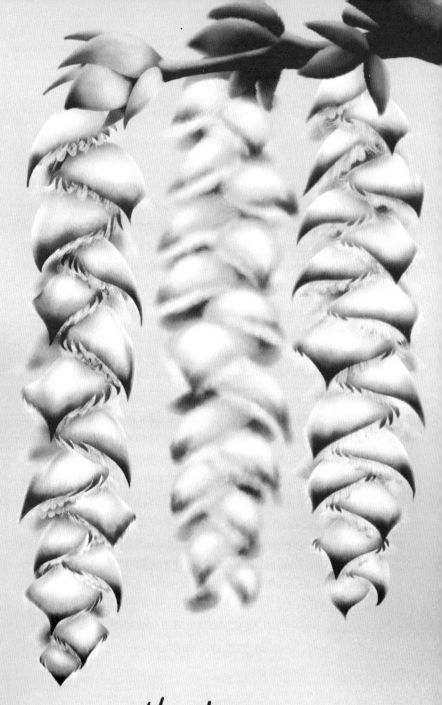
Hornbeam

Hornbeam

Carpino/ *Carpinus betulus*

Vitalidade Interior, Clareza Mental

Indicação: para pessoas afetadas pela rotina diária, com esgotamento mais mental que físico, preguiçosas, que ficam protelando suas responsabilidades. São pessoas que estão debilitadas e sem forças para mudar o ritmo de vida sedentário, que sentem sensação de ressaca, fraqueza ao acordar e dificuldade para se levantar e desempenhar as atividades diárias e monótonas.

Frases usadas com frequência: "Estou mais cansado quando me levanto do que quando me deito". "Preciso tomar café para me animar e começar minhas atividades". "Só de pensar no que tenho que fazer, sinto vontade de adiar tudo".

Função: promove o desenvolvimento da determinação, da força, da resistência, da disponibilidade e da capacidade de adaptação. Dá força para os que se sentem cansados física e mentalmente. Ajuda a suportar as coisas no momento que elas ocorrem e traz a certeza da própria capacidade em encarar problemas e dificuldades insuperáveis.

Curiosidades: originária da Europa, a combinação de *Car* (cabeça, em celta) e *Pinus* (pinho ou madeira, em latim), *carpino* significa "cabeça de madeira". Sua floração acontece nos meses de abril a maio. É a flor da energia.

*A clareza interior me conduz com
facilidade e leveza a tudo que é correto.*

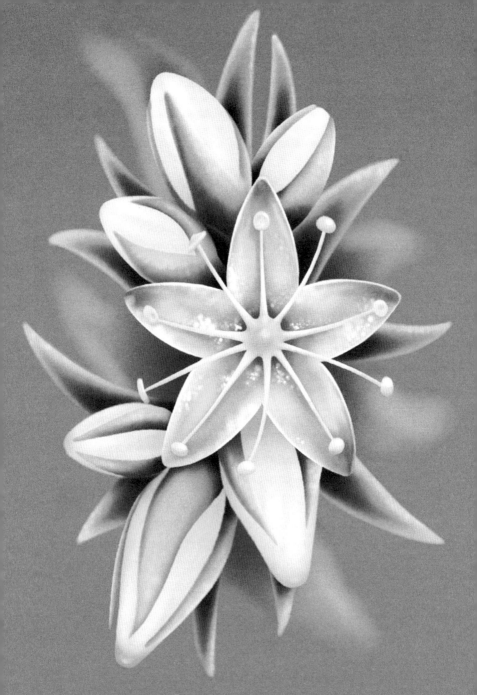

Scleranthus

Craveiro / *Scleranthus annuus*

Firmeza, Equilíbrio, Determinação.

Indicação: para pessoas que sempre estão em dúvida entre duas ou mais opções. Volúveis, inquietas, dinâmicas, com personalidade hesitante, que não lhes permite seguir com segurança e confiança e que têm mudanças repentinas de humor por serem instáveis. Pessoas indiferentes, sonhadoras, inseguras, dispersivas, proteladoras, deixando para amanhã suas decisões e que não assumem responsabilidades diante da vida e de si mesmas, ocultando suas angústias e as causas dos seus conflitos interiores, perdendo tempo e oportunidades na vida.

Frases usadas com frequência: "Não consigo me decidir se vou ou não, mas quero decidir sozinho". "Mudo várias vezes de roupa durante o dia". "Não sei o que acontece comigo, às vezes amo e às vezes odeio o meu namorado".

Função: ajuda a dar crédito a sua voz interior antes de escolher entre o certo e o errado, a tomar decisões rapidamente, a agir imediatamente e a manter atitude e equilíbrio em qualquer momento.

Curiosidades: originária da Inglaterra, esta é a menor planta dos Florais de Bach, suas folhas e botões crescem de dois em dois, mas em direções opostas. Sua floração acontece nos meses de julho a setembro. É a flor do equilíbrio.

Meu equilíbrio interior me permite mudanças.

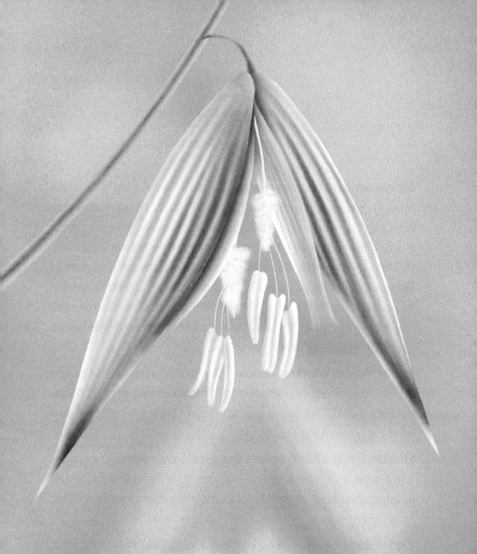

Wild Oat

Bromo/*Bromus asper ou ramosus*

Vocação, Propósito

Indicação: para pessoas com ambições indefinidas, que se aventuram em várias ocupações, funções e profissões e que se sentem frustradas quanto as suas indecisões sobre suas carreiras ou vocações profissionais. Pessoas que não conseguiram se dedicar aos seus verdadeiros propósitos, que buscam novos afazeres e seus interesses não duram devido sua instabilidade profissional, não valorizando o aprendizado pela falta de determinação no querer e para descobrir sua missão de vida.

Frases usadas com frequência: "Eu gostaria de fazer algo especial, mas não sei o quê!". "Vejo tantas possibilidades que não consigo me decidir e fico mal com isso". "Sinto que estou diante de uma encruzilhada e não sei que caminho seguir".

Função: ajuda na realização de seus altos propósitos; a ter talentos e ambições claras e a viver uma vida cheia de significados e com felicidade.

Curiosidades: originária da Europa Oriental, esta é a única espécie da família das gramíneas utilizada nos florais e é subordinada ao Sol pelos astrólogos herboristas. Sua floração acontece nos meses de julho a agosto. É a flor da vocação.

A clareza do meu propósito de vida está alegremente presente em mim.

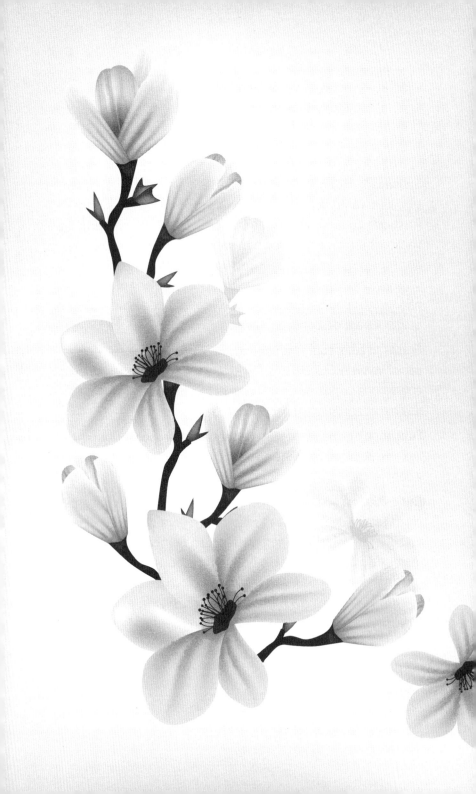

5

Medo

Neste grupo encontramos os seguintes florais:
- Aspen
- Cherry Plum
- Mimulus
- Red Chestnut
- Rock Rose

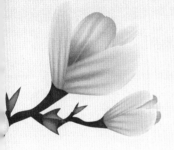

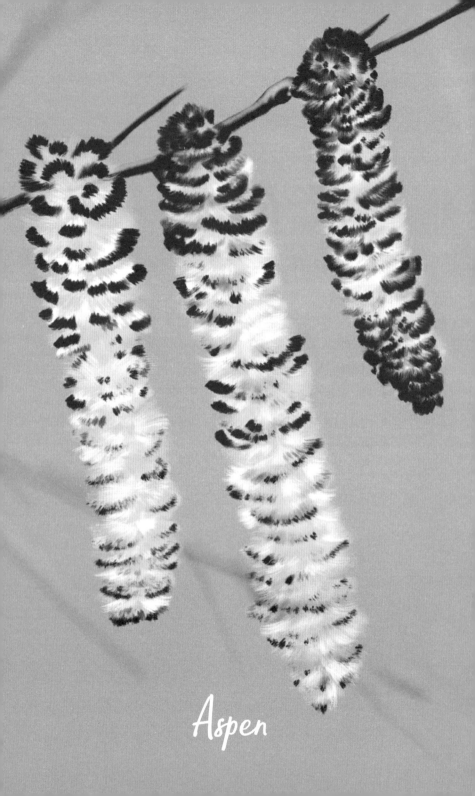

Aspen
Choupo/ *Populus tremula*

Confiança em Si, Sensibilidade e Amor Divino.

Indicação: para pessoas que não sabem definir os seus medos, que se sentem perseguidas por algo que não sabem descrever, que são místicas e interessadas no sobrenatural, que sofrem pesadelos, têm pressentimentos de que algo ruim vai acontecer e são ansiosas, inseguras e pessimistas. Indicado também para quem tem medo de sentir medo, causando suores frios, tremores, mal estar e insônia e para crianças que acordam assustadas ou sofrem influências invisíveis.

Frases usadas com frequência: "Não posso deixar de pensar que esta cor me traz sorte". "Tenho a sensação de que algo terrível vai acontecer, mas não sei o que e nem por quê". "Às vezes não consigo suportar o ambiente na casa dos outros e fico feliz em sair dali".

Função: promove a coragem necessária no momento presente para acolher com confiança o que o futuro desconhecido pode lhe trazer. Ajuda a trabalhar a ausência de medo, a participar da alegria verdadeira e do desejo de se aventurar, fazendo experiências sem se preocupar com o perigo ou com dificuldades.

Curiosidades: originário do Ártico, do Oriente, da América e da Inglaterra, no farfalhar de suas folhas, os estudiosos da natureza ouviam as vozes dos deuses, por isso era considerada uma árvore mágica. Sua floração acontece nos meses de março a abril. É a flor do pressentimento.

*A minha confiança na luz do meu espírito
é minha base sólida.*

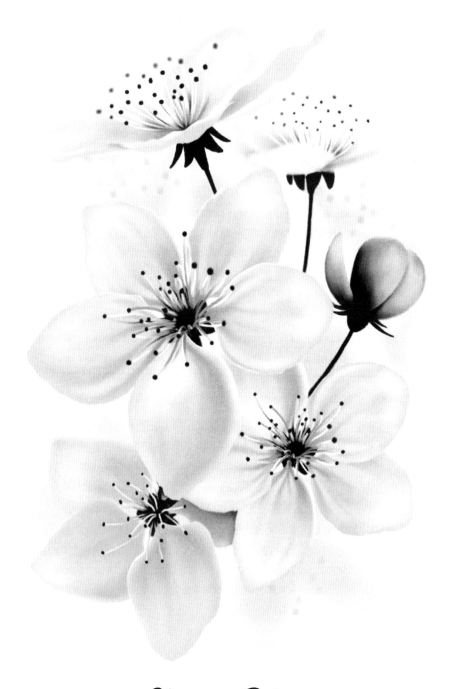

Cherry Plum

Cherry Plum

Cerejeira/ *Prunus cerasifera*

Força, Intuição e Franqueza

Indicação: para pessoas agressivas, descontroladas, estressadas, explosivas, histéricas, impulsivas, com impulsos incontroláveis, que têm medo de esgotamento mental e da perda do controle e da razão, que têm pensamentos assustadores, tiques nervosos e enurese noturna. Podem ter vícios e vivem com os nervos à flor da pele, com impulsos incontroláveis, podendo cometer atos irremediáveis a si mesmo e ou a outras pessoas.

Frases usadas com frequência: "Tenho medo de perder o controle e de enlouquecer". "Ou me mato ou acabo matando alguém". "Às vezes, faço as coisas de forma automática, como se fosse outra pessoa".

Função: promove coragem e confiança para aguardar os próximos acontecimentos, tranquilidade, capacidade de manter a sanidade, mesmo nas torturas físicas ou mentais.

Curiosidades: originária do Oeste da Ásia, do Irã, do sudoeste Europeu e da Inglaterra, a cerejeira é a primeira árvore a mostrar suas flores brancas na primavera. Elas eram plantadas para separar a lavoura do mato selvagem. Sua floração acontece nos meses de fevereiro até abril. É a flor da serenidade.

Vivo o momento presente serenamente.

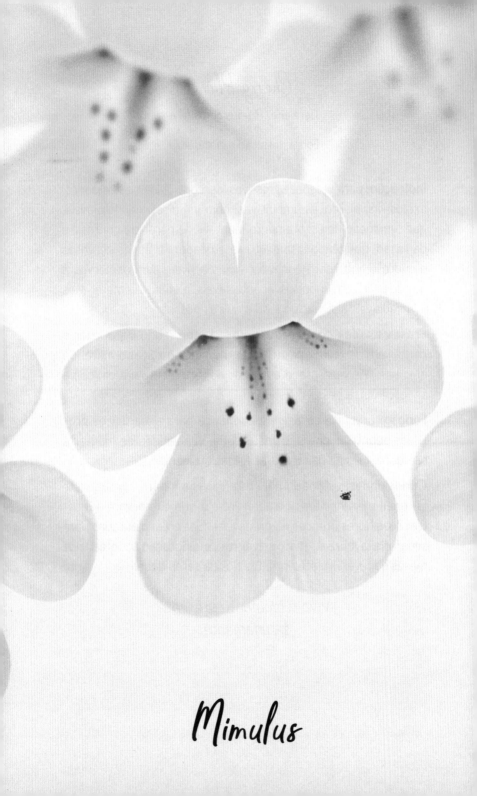

Mimulus

Mimulus

Mimulus/ *Mimulus guttatus*

Compaixão, Coragem

Indicação: para pessoas acanhadas, assustadas, caladas, delicadas, dóceis, desconfiadas, envergonhadas, reservadas, que sabem o que querem, mas ficam inseguras e medrosas com medos genuínos, autênticos, que as prejudicam nas suas realizações. Não gostam de se expor em público, são pessoas que têm medo de coisas reais.

Frases usadas com frequência: "Quando fico nervoso, transpiro na palma das mãos". "Não consigo subir num elevador fechado" "Sempre preciso de alguém para me acompanhar nas coisas que vou fazer".

Função: promove o viver com desprendimento, aceitando a liberdade e colocando o amor pela vida acima do medo. Incentiva a coragem para encarar dificuldades com humor e moderação, ajuda no controle das emoções e a desfrutar a vida sem medos irracionais.

Curiosidades: originário da América do Norte, indo para a Europa, esta flor, de amarelo brilhante, parece com uma boca aberta, seu gineceu é uma pequena língua estendida para fora. Sua floração acontece nos meses de agosto a setembro. É a flor da coragem.

Estou agindo com o coração
e cheio de coragem.

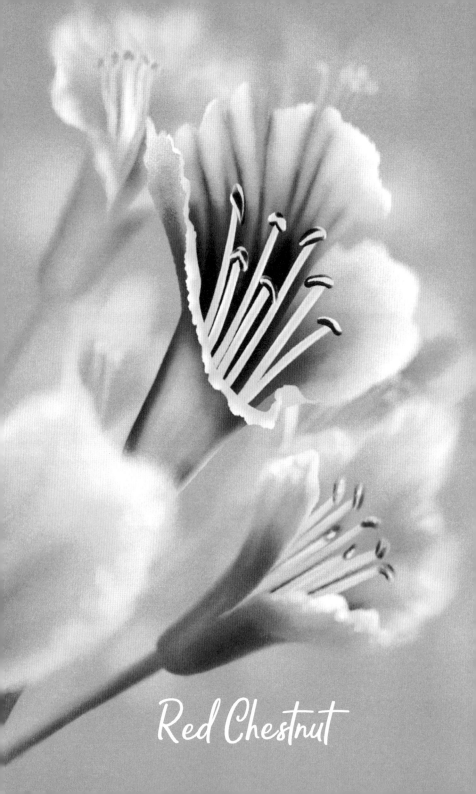

Red Chestnut

Red Chestnut
Castanheira vermelha/*Aesculus carnea*

Amor ao Próximo, Positividade

Indicação: para pessoas atenciosas e prestativas com seus entes queridos, preocupando-se demasiadamente com os mesmos, antecipando desgraças. Para aqueles que sufocam as pessoas com seu excesso de zelo e preocupação exagerada e incontrolável, que acham que sempre podem resolver os problemas dos outros. Perfil da mãe que cuida dos filhos, mesmo casados, e fica acordada enquanto eles não chegam. Cultivam pensamentos negativos, torturantes, prevendo acidentes, assaltos e infortúnios, achando que algo ruim acontecerá com alguém da família.

Frases usadas com frequência: "Não consigo dormir enquanto meus filhos não voltam para casa". "Sempre que meu filho sai, temo que algo ruim aconteça" "Será que o tumor é maligno?"

Função: ajuda a cultivar a coragem e o amor para continuar a existir e a capacidade de continuar calmo, física e mentalmente, em qualquer situação. Promove disposição para a pessoa enviar pensamentos positivos para quem necessita.

Curiosidades: originário do cruzamento de duas espécies, a *Aesculus pavia* com a *Aesculus hipocastanum* (White Chestnut), essa planta só começou a se reproduzir a partir de seus próprios frutos, no início do século 19. Sua floração acontece nos meses de maio a começo de junho. É a flor do corte do cordão umbilical.

*Meus pensamentos positivos nutrem
e curam minha vida e a de todos ao meu redor.*

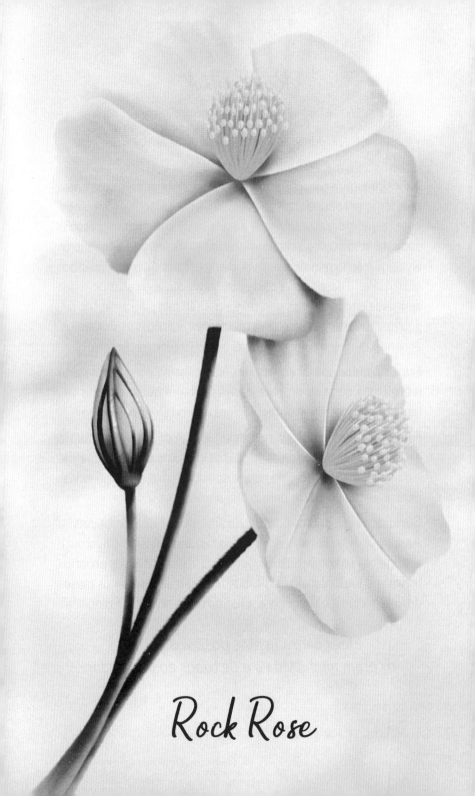

Rock Rose

Cisto/ *Helianthemum vulgare*

Salvação, Coragem, Esperança

Indicação: para pessoas em situações extremas, em estado de emergências e desespero, em casos de acidentes graves ou notícias de morte, situações de sequestro, ficar preso entre escombros em desabamentos, pânico e terror e também para pessoas que sofrem muita pressão, são ansiosas, dramáticas, desesperadas, desencorajadas, fóbicas, histéricas, nervosas, hipersensíveis e vivem atormentadas por fatos traumatizantes que contaminam a sua mente pelo terror.

Frases usadas com frequência: "Tenho ataques de pânico, fico com as mãos suadas, asfixiada e com taquicardia. Sinto-me muito mal". "Fico muda de terror". "Não aconteceu nada no acidente, mas o medo ainda me deixa paralisado".

Função: promove o desenvolvimento da clareza mental e da harmonia para não dar poder ao medo e potencializar o amor; coragem e disposição de se arriscar pelos outros; força de vontade, caráter e esquecimento do ego.

Curiosidades: originária do Mediterrâneo e de toda Inglaterra, a flor sensível e dourada se estira em direção ao sol como uma antena parabólica. Sua floração acontece nos meses de junho a setembro. É a flor da elevação.

Vivo em harmonia com as leis do Universo e me elevo a cada instante.

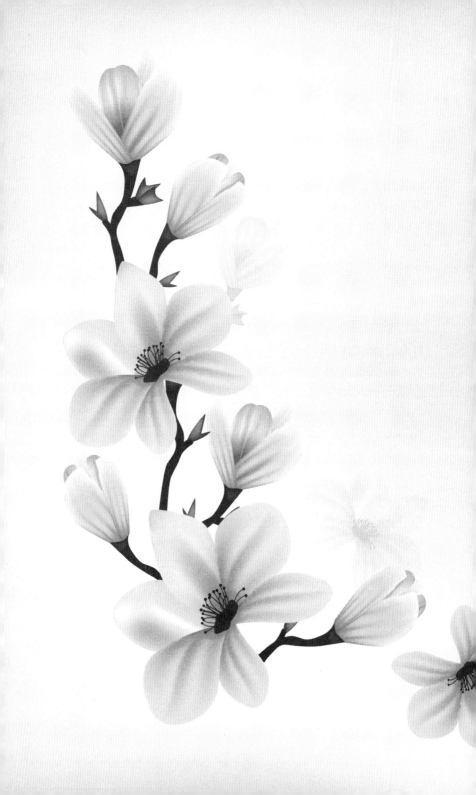

6

Problema com limites

Neste grupo encontramos os seguintes florais:
- 🌱 Agrimony
- 🌱 Centaury
- 🌱 Holly
- 🌱 Walnut

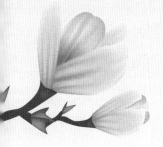

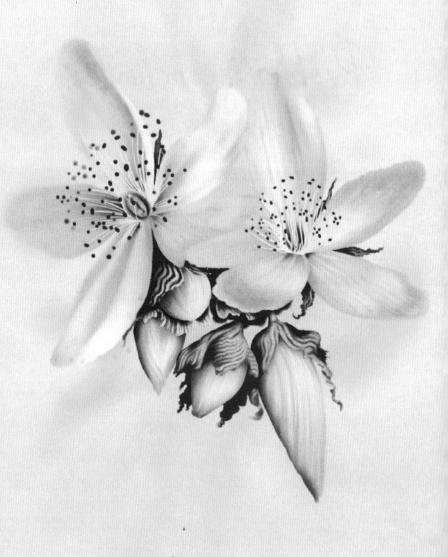

Agrimony

Agrimony
Agrimônia/*Agrimônia eupatoria*

Paz, Bom Humor e Alegria

Indicação: para pessoas aparentemente alegres, animadas, bem-humoradas e de bem com a vida, mesmo em situações adversas, mostrando tranquilidade e indiferença quando falam do problema. Detestam brigas e discussões, promovendo sempre a paz. Escondem suas angústias interiores, vivem uma falsa personalidade e, para fugirem, fazem uso de drogas, bebidas, cigarros ou compram coisas desnecessárias para saciar a carência. Na verdade, são pessoas que não conseguem ficar sozinhas e resistem em relacionarem-se com seu Eu Superior e sua própria verdade.

Frases usadas com frequência: "Por mais angústia que sinto, não consigo chorar". "Não há problemas". "Quando fico nervoso, sinto um aperto no estômago".

Função: promove o desejo de a pessoa ser aceita incondicionalmente, mesmo a despeito de seus erros e das suas realizações. Ativa um senso de humor refinado, sem fingimentos. Ajuda a pessoa a ser uma boa companhia, rir das próprias preocupações, tornar leve o desconforto e a dor em casos de doenças, amar a paz e a ter temperamento pacificador e otimismo genuíno.

Curiosidades: originária da Grécia, da Turquia e de todo Mediterrâneo, na Idade Média, com suas flores de tons dourados, a agrimônia era conhecida como "o amigo do homem". Sua floração acontece nos meses de junho a agosto. É a flor da honestidade.

Sou honesto, sinto a segurança e o apoio da minha alma, na mente e no coração.

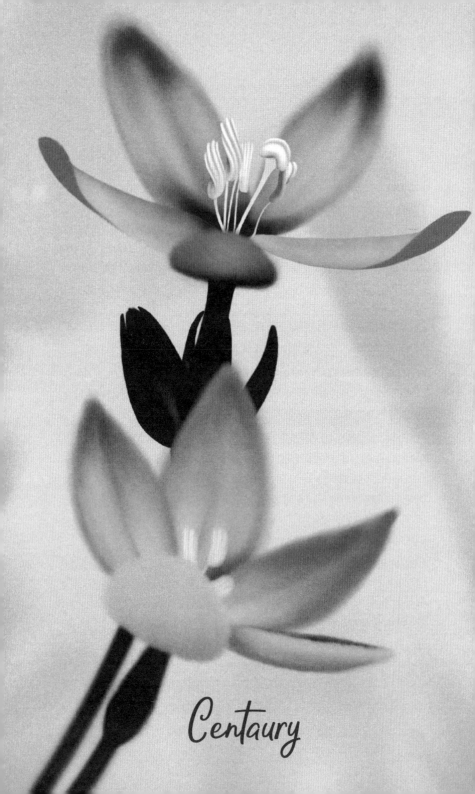

Centaury

Centáurea-menor / *Centaurium erytbraca*

Força, Positividade e Realização da Alma

Indicação: para pessoas muito amáveis, bondosas, calmas, domináveis, generosas, obedientes, prestativas, quietas, submissas, servis, tímidas, frágeis, com desejo de agradar e que reconheçam o seu valor. Pessoas que gostam de ajudar, dando mais do que têm, que cuidam de todos com amor esquecendo suas próprias necessidades. Aquelas que não se casam para cuidar dos pais ou do irmão mais novo. Não sabem dizer não, deixam anular sua personalidade, fazem sempre a vontade dos outros, esforçam-se excessivamente, ficam sobrecarregadas, acarretando cansaço e esgotamento. Pessoas que são alvo para influências espirituais, tendo fanatismo por crenças, filosofias, leis e rituais.

Frases usadas com frequência: "Seus desejos são uma ordem". "Dizem que sou boa demais". "Não posso dizer que não, é impossível negar isso".

Função: ajuda a aprender a pedir as coisas sem culpas e a aceitar alegremente que são merecedoras, a sustentar suas opiniões, a manter sua individualidade, a servir sabia e calmamente, a se doar ou a se manter à parte quando necessário.

Curiosidades: originária do Egito, da Grécia e da Europa, com suas substâncias amargas e como erva medicinal estimula a capacidade digestiva do organismo. Sua floração acontece nos meses de junho a agosto. É a flor do servir.

Minha força interior me permite servir sem interesse.

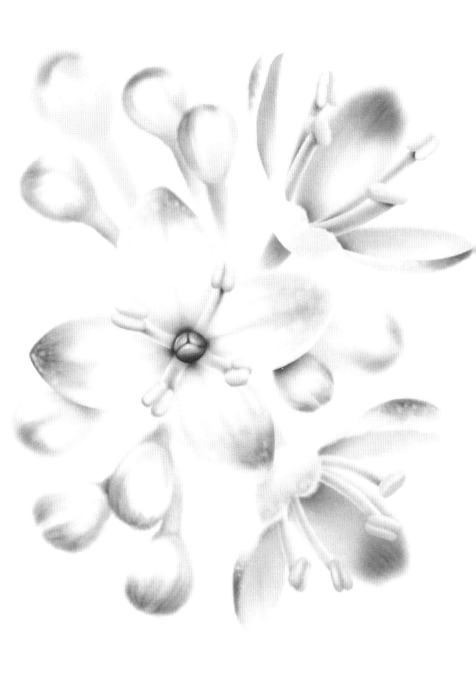

Holly

Holly
Azevinho / Ilex aquifolium

Amor Divino e Cordialidade

Indicação: para pessoas agressivas, ciumentas, egoístas, invejosas, maldosas, ressentidas, vingativas, que ficam sempre de olho na vida dos outros, vítimas de suas calúnias, de suas vinganças, de suas perseguições e fúrias e que vivem no inferno com esses sentimentos destrutivos e negativos. Indicado também para pessoas inseguras, que desconfiam dos outros, que têm medo de serem enganadas, magoam-se com facilidade, depreciam os outros e têm explosões de cólera.

Frases usadas com frequência: "Dizem que não tenho coração". "Quando me fazem alguma maldade, não paro enquanto não me vingo". "O que será que ele quis dizer com este comentário".

Função: ajuda a aprender a se defender dos seus demônios internos; a se proteger do ódio e de tudo que não é amor; a dar sem pedir recompensas; a não ser ganancioso ou possessivo; a ser compreensivo e tolerante e a ter mente generosa.

Curiosidades: originário do Oriente Médio, arbustos de azevinho eram usados para afastar maus espíritos ou sentimentos ruins. Sua floração acontece nos meses de maio a junho. É a flor da abertura do coração.

*Exercito a compreensão em mim
e compreendo a tudo e todos.*

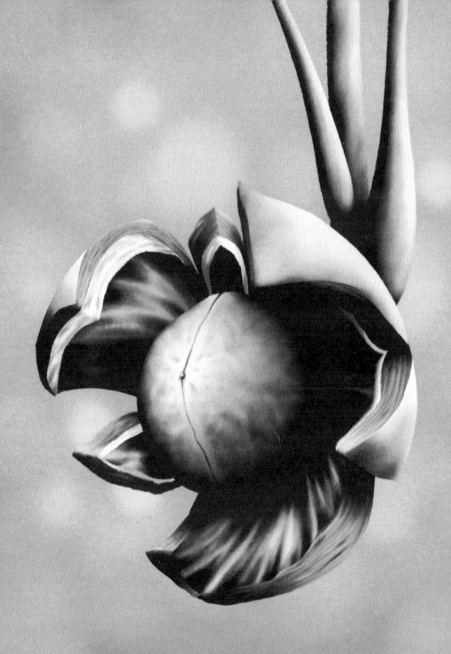

Walnut
Nogueira / *Juglans regia*

Proteção Contra Influências Externas

Indicação: para pessoas com ambições definidas, mas que são sugestionadas pelos outros. Querem mudar e quebrar encantos, romper amarras, convenções e tradições para se afastar de pessoas dominadoras que influenciam negativamente sua vida. Necessitam de equilíbrio e saúde nas fases de mudanças ou situações de vida como parar de fumar, terminar um casamento, mudar de cidade e também nas transições hormonais e biológicas.

Frases usadas com frequência: "Estou pensando em fazer uma mudança radical em minha vida, mas não consigo me decidir". "Sinto-me mal com todas más notícias atuais". "Penso de forma mais evoluída do que a minha família, mas não consigo ser fiel a mim mesma".

Função: ajuda a ter consciência de que os pensamentos e ações irão capacitá-la a viver melhor, de forma livre e espontânea; a ter constância e determinação nos ideais e ambições; a romper ligações, encantamentos e hábitos arraigados; auxilia no momento de tomada de grandes decisões; a tomar novo caminho na vida e a romper com ligações que antes eram valiosas.

Curiosidades: originário da Pérsia e da Grécia, daí para Itália e Inglaterra, na antiguidade, para se protegerem das bruxas, os povos do mediterrâneo colocavam ramos de nogueira na janela. Contra mau-olhado, levavam uma noz na roupa. Sua floração acontece nos meses de abril a maio. É a flor auxiliar no parto.

Hoje tomo decisões para colher o melhor no futuro.

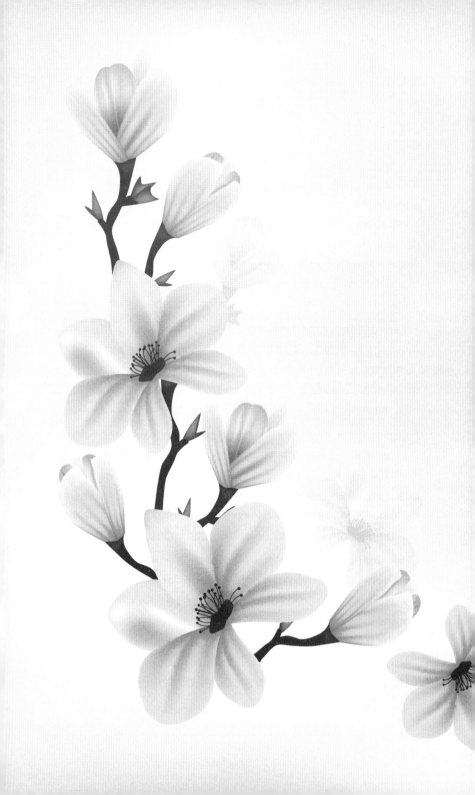

7

Solidão

Neste grupo encontramos os seguintes florais:
- Heather
- Impatiens
- Water Violet

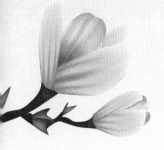

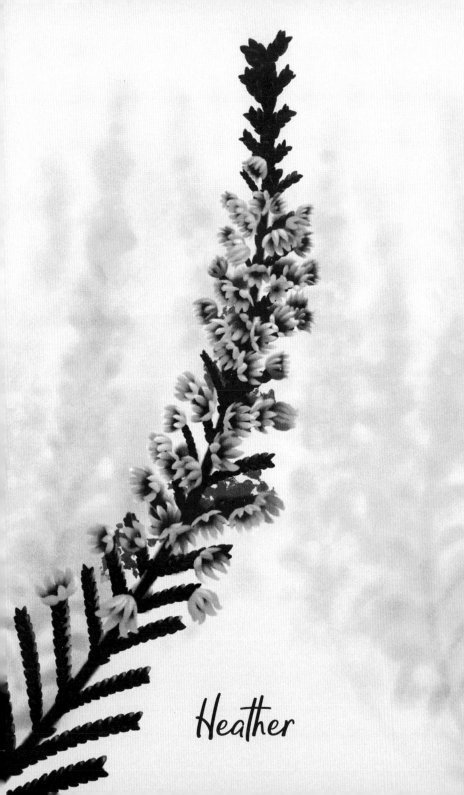

Heather
Urze/ *Calluna vulgaris*

Autoconfiança, Disposição para Ajudar

Indicação: para pessoas que gostam de ser o centro das atenções, de falar de si, de seus problemas, da sua vida, com necessidade de serem percebidas, notadas, ouvidas, chegando a tocar as pessoas pelo braço para que lhe dê atenção. Não sabem e não gostam de ouvir, porque não se interessam pelos problemas alheios. Para pessoas extremamente loquazes, com desejo de companhia para que possam resolver seus problemas à custa dos outros, que sugam a energia alheia, que geralmente veio de família hostil, sofrendo privações afetivas. E para aqueles que são inconvenientes, devido sua tagarelice, ficando sozinhos por serem chatos e intoleráveis.

Frases usadas com frequência: "Estou ocupado, não posso me interessar pelos outros". "Quando falo dos meus problemas me sinto melhor". "Falo... logo existo".

Função: aprender a ser autossuficiente, sem medo do isolamento e sem ser egocêntrico; a restaurar a vitalidade quando sugada por outra pessoa; a ser altruísta e compreensiva; a estar disposto a ouvir e a ajudar e a evitar ser absorvido pelos problemas alheios.

Curiosidades: originária da Península Ibérica, Itália, Grécia e Inglaterra, com seu aroma intenso e flores pequenas, atrai grande quantidade de insetos. Sua floração acontece nos meses de julho a setembro. É a flor da identidade.

Ouço com atenção a verdade alheia, identifico-me e compreendo.

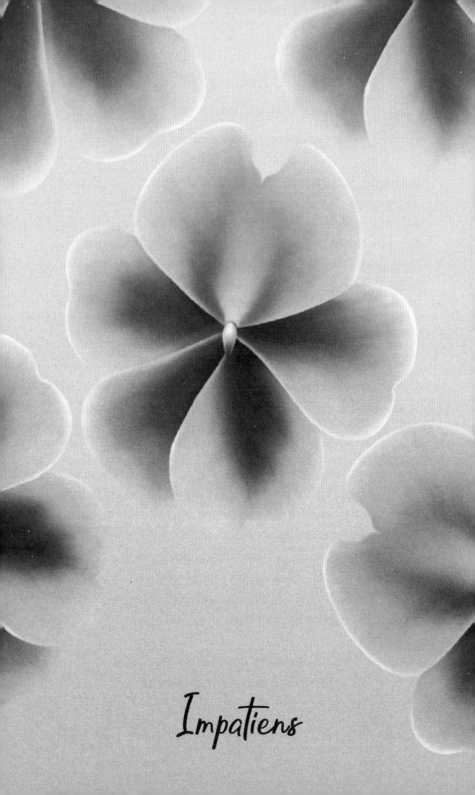

Impatiens

Beijo / *Impatiens glandulifera*

Perdão, Gentileza e Paciência.

Indicação: para pessoas apressadas, agitadas, tensas, nervosas, sem paciência com o ritmo dos outros, que completam as frases alheias, acabam ficando sozinhas por serem irritantes, impulsivas, agressivas e propensas a acidentes. Pessoas assim não gostam de críticas e tomam decisões precipitadas, entrando em exaustão e esgotamento devido sua hiperatividade.

Frases usadas com frequência: "Como? Vocês ainda estão aí?". "Não entro em fila, não suporto esperar". "Sempre dizem que faço as coisas sem pensar".

Função: ajuda a neutralizar em si seus desequilíbrios, através da virtude do ato de perdoar; a ser menos apressado na ação e no pensar; a ser mais relaxado, paciente, tolerante, gentil para as limitações alheias e a tolerar as situações desagradáveis.

Curiosidades: originária do Himalaia e indo para a Inglaterra, essa erva cresce depressa, espalhando suas sementes rapidamente. Por isso, herboristas a subordinam ao planeta Mercúrio. Sua floração acontece nos meses de julho a setembro. É a flor do tempo.

A paciência amorosa cria maravilhosos tesouros em minha vida.

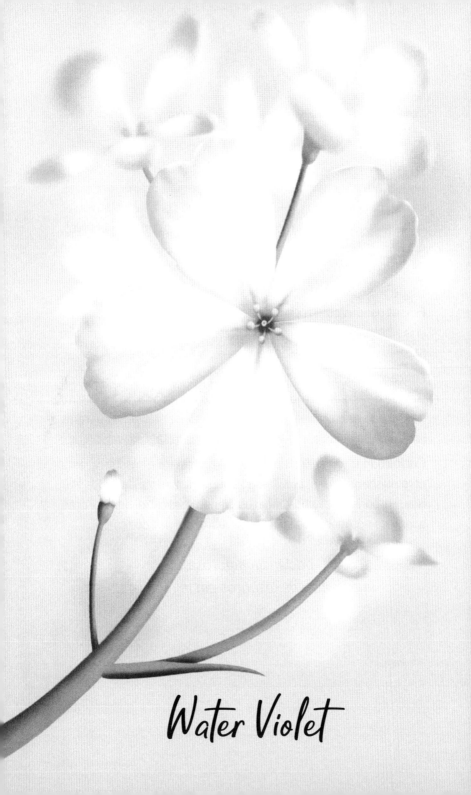

Water Violet

Violeta d'água / *Hottonia palustris*

Humildade, Sabedoria, Tolerância

Indicação: para pessoas calmas, capazes, competentes, conselheiras, cultas, discretas, inteligentes, pacifistas, refinadas, silenciosas, tolerantes, que podem parecer orgulhosas, que vivem suas vidas e deixam os outros viverem as suas sem interferências. Preferem ficar isoladas e, em sua solidão, podem ficar tensas e com rigidez corporal.

Frases usadas com frequência: "Não me meto na vida de ninguém, mas que também não se metam na minha". "Quando me pedem conselhos, prefiro me manter distante do problema". "Às vezes me sinto isolado dos outros".

Função: ajuda a sair do seu isolamento egoísta e sem amor; a ser independente e autoconfiante; a ter equilíbrio e dignidade; a colocar sua capacidade a serviço dos outros; a suportar a mágoa e o sofrimento em silêncio e a dar conselhos sem se envolver pessoalmente nos assuntos alheios.

Curiosidades: originaria da Europa Central, é uma planta delicada da família das prímulas, que tem sua estabilidade em suas folhas, que se ramificam e permanecem sob a superfície da água. Sua floração acontece nos meses de maio e junho. É a flor da comunicação.

A comunicação que surge da minha alma expressa a voz e a sabedoria do meu coração.

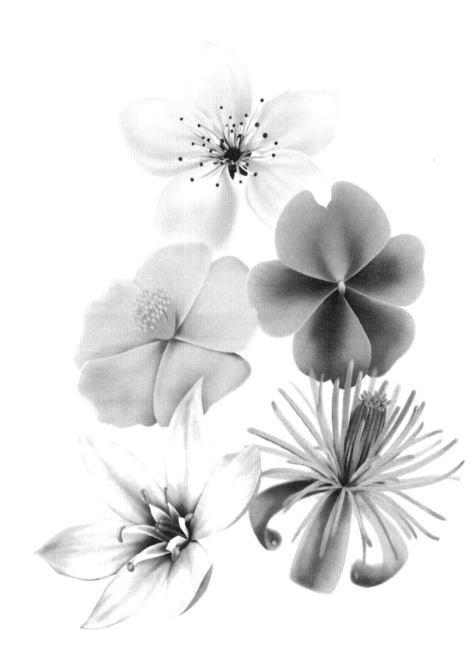

Rescue Remedy

Rescue Remedy

O remédio das emergências

Indicação: para primeiros socorros, usado em casos de acidentes, situações de emergência, desmaios, choques, traumas físicos ou emocionais. Desde a mais leve até a mais grave emergência. É útil à vítima e também às pessoas próximas envolvidas. Aumenta a reação dos outros florais. Resgata a energia perdida devido a traumas ou choques físicos ou energéticos.

Função: composto de cinco essências, sendo três delas obtidas pelo método solar e duas obtidas pelo método de fervura. O Rescue atende a todas as emergências, cura os traumas, acalma os sentimentos, tira o pânico e a impaciência, faz a pessoa colocar os pés no chão.

Composto dos Florais:

- **Impatiens:** impaciência, irritabilidade, estresse mental e físico.
- **Clematis:** ausência, confusão, tontura, desmaio, inconsciência.
- **Rock Rose:** pânico, pavor ou terror.
- **Cherry Plum:** perda do controle, do juízo, da razão.
- **Star of Bethlehem:** choque, trauma físico ou emocional.

Sinto a emergência do bem que desejo para mim e para os outros.

III

Os Signos e os Florais

Dr. Bach classificou os pacientes de acordo com os doze tipos de personalidade humana. Cada pessoa pertence a um arquétipo de personalidade conforme a data do seu nascimento. Entre outras coisas, porém, emocionalmente, as pessoas reagem apresentando diferentes tipos de temperamento, conforme as situações que estão lidando e o entrosamento emocional que elas têm com todos os outros arquétipos humanos.

Bach associou os doze tipos de ânimo/personalidade aos doze signos do Zodíaco para melhor compreendê-los e, assim, poder harmonizá-los com os florais. Uma das formas de orientação eficaz e que pode ser recomendada pelo terapeuta floral é a composição contendo o floral do signo solar, do signo ascendente e do signo lunar da pessoa. Isso vai potencializar o floral, trazendo clareza e mais significado ao resultado desejado.

As essências curadoras estão ordenadas em doze categorias e correspondem à cura dos principais problemas e dificuldades que cada signo astrológico pode apresentar.

As essências Impatiens, Mimulus, Clematis, Agrimony, Chicory, Vervain, Centaury, Cerato, Scleranthus, Water Violet, Gentian e Rock Rose correspondem aos signos de Áries, Touro, Gêmeos, Câncer, Leão, Virgem, Libra, Escorpião, Sagitário, Capricórnio, Aquário e Peixes, respectivamente.

Os Signos do Zodíaco e as Essências Florais

Áries – Impatiens: a flor do tempo. Ajuda a harmonizar a calma e a paciência e traz aos nativos deste signo a amabilidade, a delicadeza, a cortesia e o equilíbrio nos relacionamentos, harmonizando os ritmos internos.

Touro – Gentian: a flor da fé. Aflora o otimismo e a fé, trabalhando o desânimo e a depressão; combate o ciúme; restabelece a confiança nas pessoas; aumenta a autoestima e fortalece a persistência e o ânimo para alcançar suas metas.

Gêmeos – Cerato: a flor da intuição. Ajuda a aflorar o bom senso, a inteligência emocional e a intuição, trabalhando as dúvidas e a autoconfiança; impede a constante mudança de opinião, dedicando-se a um assunto de cada vez, sem correr atrás de qualquer novidade. Combate o egoísmo.

Câncer – Clematis: a flor da realidade. Destaca o interesse pela vida, o alerta pessoal, o pé no chão, trabalhando a desatenção e a indiferença. Por terem a intuição aguçada em relação ao ambiente que os cerca, poderão ter grande sucesso em empreendimentos comerciais e artísticos.

Leão – Vervain: a flor do entusiasmo. Ajuda a aflorar a liderança e a consideração, trabalhando a ansiedade, o fanatismo, a preocupação excessiva consigo e a autoexigência que causa o estresse. Por não suportarem a mediocridade e as opiniões contrárias às suas, o floral pode desenvolver a tolerância e afastá-los das discussões. Controla a euforia e orienta positivamente todo seu potencial de realização.

Virgem – Centaury: a flor do bem servir. Manifesta o discernimento, a sustentação de ideais, trabalhando a iniciativa própria, os limites e as influências; favorece a imaginação; traz a alegria e a espontaneidade; alivia o pesado senso de obrigação e auxilia as pessoas a participarem da coletividade sem se sentirem vítimas e a obter o respeito por seus conselhos sensatos.

Libra – Scleranthus: a flor do equilíbrio. Ajuda a aflorar o equilíbrio emocional, as ideias e ideais, trabalhando a indecisão, a hesitação e as dúvidas. Favorece a concentração; reforça a confiança em si mesmos e auxilia a equilibrar o humor, afastando a irritabilidade.

Escorpião – Chicory: a flor do amor exigente. Ajuda a revelar a consideração e o amor incondicional, trabalhando a possessividade, a chantagem emocional e a preocupação; afasta a irritação, o desejo de controlar e dominar tudo e todos e o perigo de se tornarem sufocantes e possessivos e impulsiona suas energias em defesa dos fracos e oprimidos.

Sagitário – Agrimony: a flor da honestidade. Ajuda a abrir a mente e aflora a paz interior, trabalhando as preocupações mentais e as máscaras; favorece a interiorização; facilita o diálogo com o Eu Superior; afasta o medo da solidão, do abandono e da perda afetiva e traz de volta o otimismo e a alegria, melhorando o relacionamento com as pessoas com quem convive.

Capricórnio – Mimulus: a flor da coragem. Ajuda aflorar a coragem para encarar os desafios e os planos de ação e trabalha o medo, a ansiedade e a paralização. Trata o sentimento de inferioridade, evitando que protelem as decisões por temerem o resultado de suas ações. Ajuda a enfrentar qualquer desafio, fortalecendo sua paciência e determinação em seus empreendimentos.

Aquário – Water Violet: a flor da comunicação. Traz à tona a tranquilidade e a convivência pessoal e trabalha a ansiedade, o momento atual e a integração. Proporciona compreensão, tolerância, humildade e firmeza de propósito para compartilhar a vida; afasta o orgulho e o excesso de autossuficiência, auxiliando-os a prestar grandes serviços em favor da humanidade; resgata a alegria interna, a doação aos outros, o amor e o desapego.

Peixes – Rock Rose: a flor da elevação. Ajuda aflorar a clareza mental, a bravura e o herói interior, trabalhando o pânico, o medo e a inercia; promove a autoconfiança, proporcionando harmonia, centramento, precisão e doação; fortalece e combate a excessiva vulnerabilidade e hipersensibilidade às vibrações ambientais externas; favorece a verdadeira empatia e predisposição de praticar o bem de forma altruísta e elevada.

IV

Informações Adicionais sobre o uso dos Florais

As cartas do *Oráculo dos Florais de Bach* têm a finalidade de facilitar ao consulente a escolha do floral ideal no momento em que está passando. Ao formular um floral, quando o terapeuta ou profissional já possui um Kit de Essências Florais, ele vai colocar 2 gotas de cada essência mãe previamente escolhida em um vidro âmbar e adicionar 5 ml de conhaque (ou vinagre de maçã) e água mineral completando 30 ml. Este será o floral que o cliente deverá tomar.

Os florais agem de forma sutil porque contêm a energia de cada planta. Existem diversas formas para diagnosticar o uso dos florais, sendo, a mais usual, a técnica do questionário, chamada de *anamnese*. Neste momento, o terapeuta pode indicar os florais de Bach que condizem com a necessidade da pessoa, como, por exemplo, o Cherry Plum, floral que acelera a cura e combate sentimentos ruins, ou o Sweet Chestnut, que favorece a solução de qualquer problema.

A pessoa que usar o floral pode ser orientada pelo terapeuta a fazer uma meditação ou relaxamento ou a ter pensamentos positivos quando for ingerir sua fórmula, diariamente. As afirmações que se encontram no final das descrições de cada floral aqui detalhado neste livro, podem ser usadas para esse objetivo.

Os Florais de Bach podem ser utilizados junto e em complemento a outras técnicas terapêuticas, como Reiki, cromoterapia, hipnose, regressão, barra de access e também pode ser escolhido com um pêndulo na técnica da radiestesia e ser potencializado através dos gráficos radiestésicos.

As fórmulas prontas que existem atualmente no mercado devem ser evitadas, as pessoas possuem necessidades diferentes no momento de uso dos florais e devem sempre usá-los mediante orientação. Os florais devem ser guardados em local seco e fresco, longe de energias eletromagnéticas como as de computador, tv, celular, micro-ondas ou outros aparelhos eletrônicos.

Em geral, os Florais de Bach são utilizados para cura emocional. Porém podem ajudar também na cura de doenças já instaladas no corpo físico. Existem fórmulas específicas para cada caso, mas nunca deixe de consultar seu médico e nunca abandone o tratamento por ele indicado.

Assim como acontece com o nosso corpo físico e sistema emocional, com os animais não é diferente. Florais de Bach também podem ser utilizados para tratamentos do seu animalzinho de estimação, pois eles percebem e sentem os estados emocionais de seus donos. Você pode adicionar na água do animal ou pingar diretamente na boca dele. Alguns florais indicados para tratamentos dos animais são:

- Floral Chicory: para animais que não saem de perto de seus donos.
- Floral Heather: para animais que não param de latir querendo chamar a atenção.
- Florais Holly e Impatiens: para animais bravos e agressivos.
- Floral Impatiens: para animais impacientes e irritados.
- Floral Mimulus: para animais retraídos e tímidos.
- Floral Rescue Remedy: para situação de emergência, resgatando a saúde e o equilíbrio do animal.

- Floral Water Violet: para gatos com tendência ao isolamento.
- Floral Mimulus: para gatos ariscos ou medrosos.

Da mesma forma, não podemos nos esquecer das plantas, que também são beneficiadas pelos Florais de Bach, principalmente as muito sensíveis e que podem sofrer traumas quando não tratadas adequadamente. Os florais podem ser adicionados na água que você vai regar a planta ou borrifados em suas folhas.

- Florais Hornbeam, Olive e Vine: para o crescimento das plantas.
- Floral Crab Apple: combate todo tipo de pestes nas plantas.
- Floral Walnut: para mudança de vaso ou de ambiente.
- Floral Wil Rose: quando a planta está murcha.

Os Florais de Bach também auxiliam as crianças a atravessarem os desafios emocionais em cada fase do seu desenvolvimento. As essências escolhidas são baseadas na maneira como a criança está se sentindo e como ela se comporta. Vale esclarecer que a mãe da criança também deverá receber orientação e tratamento com os florais, pois geralmente os estados emocionais da mãe refletem sobre a criança. Os florais mais indicados para crianças são:

- Floral Walnut: para processos de transição, desmame, separação da mãe por motivos de trabalho, adaptação escolar, mudança de escola e outros.
- Florais Impatiens e Beech: para crianças irritadas, sem paciência e que não sabem esperar.
- Floral Gentian: para crianças desmotivadas e tristes diante de qualquer dificuldade.
- Floral Mimulus: para crianças tímidas, envergonhadas com medo de enfrentar o mundo, medo do escuro ou de bichos.
- Floral Willow: para crianças choronas, manhosas e sempre ressentidas.

- Floral Chicory: nos casos em que a criança requer muita atenção ou é muito apegada à mãe ou que se sente desprotegida quando está só.
- Floral Clematis: para crianças aéreas, dispersas. Útil no tratamento do TDAH.
- Floral Rescue Remedy: para crianças exageradas e escandalosas, promovendo equilíbrio e clareza daquilo que a perturba.

Quando sentir que está no limite, desejando voltar a um padrão de alívio, calma e precisando restaurar seu equilíbrio, pingue 4 gotas do Floral Rescue Remedy embaixo da língua.

Veja estas dicas simples para restaurar o equilíbrio e recuperar a calma interna onde quer que você esteja:

Relaxe e respire fundo 10 vezes. Inale profundamente e exale lentamente.

Exercite-se, ande por 10 minutos.

Sorria, pense em momentos felizes. É praticamente impossível continuar mal-humorado quando o sorriso e a risada liberam a produção das endorfinas estimuladoras do humor.

Calma, deixe que a sua imaginação leve você a um lugar calmo e tranquilo onde possa curtir a paz, a serenidade e a beleza local.

Use sua hora de almoço, tire um tempo para si mesmo. Uma caminhada na praça, especialmente num dia ensolarado, pode operar milagres para seu humor e vai lhe ajudar a trabalhar com maior eficiência na parte da tarde também.

Escape, se for possível, afaste-se. Ao sair da situação estressante, você pode ter tempo de restaurar alguma perspectiva.

Florais e Outras Terapias

Aromaterapia: florais e óleos essenciais são costumeiramente usados na aromaterapia, ambos exercem importantes papéis nas terapias complementares. A forma de fabricação de cada um, no entanto, além de o modo de utilização e os meios para se chegar à cura são muito diferentes. Porém, um grande objetivo é compartilhado entre as duas terapias: o equilíbrio do ser e a busca por uma vida plena. Sendo assim, para unir o uso de ambas as terapias, dependendo do grupo de florais que aparecem na tiragem com o *Oráculo dos Florais de Bach,* podemos orientar o cliente a colocar no ambiente, em forma de spray ou aromatizador, o óleo essencial com aroma correspondente auxiliando e acelerando o tratamento com o Floral de Bach.

Cristaloterapia: combinar a energia dos cristais com as características desses dois conceitos, florais e cristais, mostrou-se uma excelente técnica. A energia dos cristais e dos Florais de Bach quando associadas suavizam os aspectos negativos e ativam determinadas características positivas do signo. Associando Elixir de Cristais (solução aquosa carregada dos princípios vibracionais encontrados nos cristais) ao Floral de Bach correspondente ao signo solar, ascendente ou lunar encontrados no mapa astral do cliente e, de acordo com a necessidade dele no momento, podemos atingir ótimos resultados.

Lei da Atração: – no capítulo II – Os Sete Estados Emocionais, no final da descrição de cada floral encontramos uma afirmação que poderá ser repetida pelo cliente várias vezes ao dia promovendo a ativação da Lei da Atração e, assim, acelerando o processo de cura. A pessoa deverá utilizar as afirmações que correspondem ao floral ou florais que foram encontrados nas tiragens do *Oráculo dos Florais de Bach.*

Cromoterapia: o Cromofloral é uma terapia inovadora para tratamento emocional e mental, mesclando essências florais com cromoterapia, prática que utiliza as cores na cura de doenças. As cores possuem relação direta com os chacras, campos de energia situados no duplo etérico, e influenciam as emoções em nosso corpo. Por exemplo:

COR	CHACRA	AÇÃO
Vermelho	Básico	Estimula
Laranja	Esplênico	Encoraja
Amarelo	Umbilical	Alegra
Verde	Cardíaco	Equilibra
Azul	Laríngeo	Suaviza
Índigo	Frontal	Liberta
Violeta	Coronário	Purifica

Para um melhor resultado, a cromoterapia aconselha que o paciente empregue as cores nos seus ambientes, roupas e alimentos para potencializar a ação terapêutica.

Meditação: técnica ancestral que teve origem nos povos orientais. É o instrumento que nos leva em direção à libertação dos pensamentos, esvaziando a nossa mente e nos trazendo para um estado de silêncio que nos faz contemplar a realidade. É a atenção plena, sem exercer outras atividades no momento presente – o aqui e agora. Antes de iniciar sua meditação, tire uma carta do *Oráculo dos Florais de Bach*. Leia seu significado. Medite na mensagem que a carta lhe passa, isso lhe trará grande auxílio e compreensão no momento da sua meditação.

Reequilíbrio dos chacras: o floral para reequilíbrio e energia dos chacras foi desenvolvido para equilibrar os centros de energias existentes no duplo etérico e auxilia a relaxar e a revitalizar, trazendo sensação de bem-estar. Quando os chacras estão alinhados, a possibilidade de ficar doente é muito pequena. Explicando que, os chacras, que são localizados no duplo etérico, campo energético mais próximo ao corpo físico, têm as funções de reciclar as energias e distribuí-las no corpo físico, sustentar as funções corporais quando dormimos e repor células gastas e enfermas quando o corpo adoece.

CHACRA	FLORAL
Chacra Básico ou *Muladhara*	Wild Oat; Crab Apple; Centaury; Beech; Hornbeam; Mimulus; Gentian; Willow; Chestnut Bud; Rock Water.
Chacra Esplênico ou *Swadhisthana*	Agrimony; Aspen; Water Violet; Wild Rose; Cherry Plum; Gorse; Star of Bethlehem; Chicory.
Chacra Umbilical ou *Manipura*	Holly; Honeysuckle; Vine; Sweet Chestnut; Vervain; Mustard; Rock Rose; Impatiens; Heather; Elm.
Chacra Cardíaco ou *Anahata*	Pine; Olive; White Chestnut; Red Chestnut; Walnut; Clematis; Cerato; Scleranthus; Larch; Rescue Remedy.
Chacra Laríngeo ou *Vishuddha*	Rescue Remedy; Heather; Agrimony e Water Violet; Larch e Cerato; Centaury.
Chacra Frontal ou *Ajna*	Cerato e Chestnut Bud.
Chacra Coronário ou *Sahasrara*	Gentian.

Radiestesia: ato de transformar as manifestações energéticas em efeitos físicos, sendo receptora ou geradora das radiações do ser humano ou do meio ambiente. O gráfico Luxor pode ser utilizado para potencializar ainda mais o efeito do floral que já está pronto. Coloque o vidro em cima do gráfico ou use o pêndulo e o gráfico dos florais após a tiragem do *Oráculo dos Florais de Bach* para verificar se há necessidade de acrescentar mais alguma essência que não apareceu na tiragem. O gráfico a seguir é um modelo prático usado nas consultas terapêuticas:

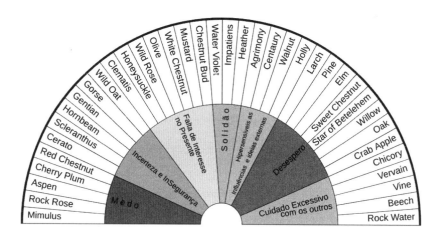

V

Dicas e Cuidados com o Oráculo Florais do Dr. Bach

Existem muitas teorias há respeito da origem das práticas oraculares, especialmente a do Tarô. Acredita-se que os sacerdotes do Antigo Egito colocaram nas cartas seus conhecimentos sagrados para que não se perdesse ao longo do tempo. Assim, tanto o Tarô como os Oráculos em geral passaram por várias transformações, até chegar aos dias de hoje. Existem muitos tipos de Tarô, cada autor coloca nele suas percepções e experiências, contribuindo, dessa forma, para evolução deste oráculo, que continua sendo fascinante para as pessoas que nele buscam respostas.

As cartas do Tarô, também conhecidas como *arcanos*, possuem uma energia única e especial, oferecendo sinais e pistas para entrada no inconsciente, trazendo à tona mensagens importantes que, ao compreendê-las, podemos ter uma visão mais clara da nossa realidade interior.

Essa descoberta interna e a conquista de novas perspectivas, através da orientação do Tarô, tem por objetivo transformar velhos hábitos, atitudes e comportamentos, essencial para o processo de transformação e crescimento.

A combinação dos dois sistemas, Tarô e Florais, gerou um novo recurso de cura eficaz para a transformação pessoal e emocional, *O Oráculo dos Florais de Bach*.

À medida que unimos e utilizamos ambos os sistemas, estaremos fazendo um trabalho nos aspectos psicológico, emocional, mental e espiritual do consulente, mediante a escolha que ele faz das cartas, curando seu inconsciente.

É ideal que o consulente, por sua vez, esteja aberto ao divino, confie no Universo para transcender as suas imperfeições, tendo, com esta postura, grande parte do caminho andado para a solução que busca e procura.

As cartas, tiradas ao acaso, trarão informações sobre o todo, pois tudo está interligado, e irá apoiar, adaptar ou ajustar a escolha do Floral feita pela *anamnese*.

Para tanto, devemos usar as cartas da mesma maneira que usamos os demais oráculos, com respeito e atenção devidos, fazendo dessa consulta não somente uma busca para um Floral adequado, mas também um complemento intuitivo que vai trazer mais tranquilidade ao consulente.

Limpeza do Oráculo dos Florais

Quando adquirimos um Tarô o primeiro passo para seu uso é proceder a uma limpeza energética das cartas, com este Oráculo não é diferente.

Proceda da seguinte forma: acenda um incenso de limpeza e passe-o por sobre as cartas (que deverão estar abertas sobre seu pano de leitura, em leque, com as fotos das flores voltadas para cima) por treze vezes – indo e vindo – começando da esquerda para a direita.

Agora vire todas as cartas, com as partes escritas voltadas para cima, e faça o mesmo procedimento.

Após esse processo exponha as cartas ao sol, uma hora de cada lado, para que sejam energizadas.

Lembre-se que nenhum Oráculo deve ser aberto sobre qualquer superfície. Providencie seu pano de leitura, que pode ser um lenço, uma toalha específica para leituras ou uma toalha que você já tenha.

Nunca abra seu Oráculo, qualquer que seja ele, sobre a sua cama ou sobre a cama do consulente.

Após a limpeza, faça a consagração do seu Oráculo.

Consagração

Todo Oráculo é consagrado a uma entidade, a um ser de luz, anjo ou mestre. Neste caso, o Oráculo dos Florais será consagrado ao Dr. Edward Bach e aos seus seguidores, para que lhe deem auxílio e orientação no momento de receitar ou fazer um diagnóstico para o consulente usando as cartas. Para isso, siga esses passos:

- O melhor momento para se consagrar qualquer Oráculo é em uma semana de Lua nova, que é a Lua mais ligada ao nosso desenvolvimento espiritual.
- A consagração do Oráculo deve ser feita durante os sete dias da Lua nova, de preferência no mesmo local e mesmo horário, diariamente.
- Abra seu pano de leitura e coloque todas as cartas sobre ele com a parte escrita voltadas para cima e abertas em leque.
- Acenda um incenso de sua preferência e coloque no incensário ao lado das cartas.
- Se quiser, pode também acender uma vela branca e oferecê-la ao Dr. Bach e a sua corrente de cura (opcional).
- Tenha uma foto ou imagem do Dr. Edward Bach e coloque-a acima das cartas abertas (pode colocar num porta-retrato).

- Coloque ao lado das cartas um copo com água para ser energizada para você.
- Agora faça a sua prece, siga sua intuição, sinta no seu coração e use suas palavras pedindo ao médico esclarecimento, sabedoria, discernimento para que possa fazer seu melhor trabalho com o uso das cartas deste Oráculo e que energize a água, dando a você toda energia necessária.
- Agradeça.
- Quando a vela e o incenso terminarem, recolha as cartas e guarde-as embrulhadas no seu pano de leitura.
- Se tiver necessidade de usar o seu Oráculo durante os dias da consagração, pode fazê-lo. Porém, continue a consagração por sete dias seguidos.
- Tome a água quando todo o processo terminar.
- Lembre-se de que suas cartas, após serem consagradas, não deveram ser usadas por outra pessoa. Guarde-as num local especial, pode ser numa caixa ou num saquinho porta Tarô. Lembre-se também de limpar com o incenso de limpeza o local onde for guardar suas cartas.

Potencializando os Florais com a Energia Reiki

Sou terapeuta e mestre em Reiki desde 1995 e uso essa energia diariamente. Sei, por experiência, o quanto o Reiki nos auxilia, harmonizando e potencializando os efeitos de qualquer outra terapia.

No caso da terapia floral não é diferente. Todo floral, após preparado, pode ser potencializado, tendo seus efeitos agilizados, com a aplicação da energia Reiki no próprio vidro do floral.

Para utilizar a energia Reiki com a finalidade de potencializar a ação esperada, é ideal que o terapeuta prepare a composição do floral – se tiver as essências base de cada Floral de Bach – ou então que mande preparar numa farmácia de manipulação. Neste caso, quando pronto, antes de entregá-lo ao consulente, aplique a energia Reiki no vidro do floral.

O terapeuta não deve se esquecer de anotar na ficha de *anamnese* do consulente os efeitos benéficos e rápidos que o floral energizado trará.

A quem se Destina o Oráculo dos Florais de Bach

Todos os profissionais da saúde conhecedores dos Florais de Bach e dos seus benefícios poderão usar este Oráculo com a finalidade de complementar suas pesquisas, atendimentos e consultas oferecidas aos seus pacientes.

Aqueles que forem da área da saúde, mas não conhecem ainda os benefícios da terapia floral, poderão se utilizar deste Oráculo como fonte de pesquisa e orientação para si mesmo e para seus pacientes, oferecendo a eles uma oportunidade de conhecer os resultados e as rápidas mudanças que os florais promovem.

E mesmo as pessoas que não praticam qualquer tipo de terapia ou atendimento com Florais ou com qualquer outro tipo de Oráculo poderão fazer uso da técnica aqui apresentada. Por ser um trabalho autoexplicativo, claro e objetivo, com informações valiosas e métodos de uso bastante esclarecedor, os resultados com o uso deste Oráculo são surpreendentes.

Escolhendo os Florais

O *Oráculo dos Florais de Bach* é composto de 39 cartas, sendo:
- 38 cartas relacionadas a cada um dos florais.
- 01 carta relacionada ao floral Rescue Remedy.
- O lado da carta com fotos das flores age sobre o inconsciente e serve para a análise pessoal e ponto de partida para uso dos respectivos florais. As pessoas de imediato sentem harmonia ao contemplar essas imagens.

O lado com texto serve para perceber determinado comportamento, analisá-lo e abandoná-lo, fazendo ligação com a orientação interior necessária, o que é o objetivo da terapia floral.
Ao iniciar a consulta, siga alguns passos:

- Comece com um pequeno relaxamento, inspirando e expirando três vezes seguidas ou até que o consulente se sinta relaxado o suficiente.
- Faça uma pequena meditação solicitando o auxílio dos mestres da cura mencionando especialmente o Dr. Edward Bach, criador dos florais.
- Embaralhe as cartas.
- Abra as cartas em leque sobre seu pano de leitura, com as faces das flores voltadas para cima.
- Peça ao seu cliente que retire do leque das cartas, três, cinco ou sete cartas.
- A quantidade de cartas que ele deverá retirar do leque será conforme você sentiu a necessidade que o consulente tem, durante a entrevista inicial.
- A carta do floral Rescue Remedy não deverá estar incluída entre as cartas dos demais florais. O Rescue é um floral

de limpeza, que deve ser receitado antes de qualquer floral específico.

- As cartas que forem retiradas estarão relacionadas entre si e poderão mostrar estados afetivos, emocionais ou mentais em desequilíbrio, que poderão ser harmonizados com o uso da composição floral específica.
- Depois de apresentar as cartas, faça uma análise emocional geral. Em cada carta aparecerão as características mais importantes de cada floral escolhido, incluindo os estados afetivos e sintomas das enfermidades que correspondem a cada floral.
- Quando alguns estados afetivos se repetem nas cartas significa que é necessário trabalhar de forma mais intensa, repetindo os mesmos florais por duas ou três vezes na sequência das consultas da terapia do consulente.
- Finalize o atendimento preparando o floral para o consulente, caso você tenha o kit dos Florais de Bach, ou faça a receita indicando a fórmula e o método de uso do floral. Dê preferência, tenha um lugar de sua confiança para indicar ao consulente onde preparar a receita.

Quando a pessoa chega para uma consulta floral, ela traz consigo informações preciosas que devemos ouvir com atenção. Estas informações nos auxiliarão a determinar quantos florais deverão compor a fórmula específica para aquele momento.

Vale também observar a importância do uso do Floral Rescue Remedy em casos extremos, emergenciais, de transição, luto, mudança. Muitas vezes é necessário que o tratamento floral seja iniciado com o uso do floral Rescue e somente depois, quando este floral terminar de ser usado pelo consulente, fazer uma nova pesquisa, numa nova consulta, para encontrar o floral específico para ele.

Em uma consulta com o Oráculo dos Florais de Bach, que pode ser a primeira ou uma consulta após o uso do Rescue Remedy, existem três possibilidades de se encontrar o floral específico para aquela pessoa naquele momento: a escolha de três, cinco ou sete florais.

A cada uma destas possibilidades dei os seguintes nomes: Tiragem Astrológica ou das Três Cartas, Tiragem das Cinco Cartas e Tiragem das Sete Cartas.

O Preparo do Floral

Vale ressaltar que, muitas vezes, o profissional de saúde ou outra pessoa que faça uso deste Oráculo não terá acesso ao kit básico dos Florais de Bach para fazer o preparo e compor a fórmula. Neste caso, recomenda-se que seja feita uma receita com a indicação das essências florais que deverão compor o floral destinado ao paciente e que ele seja orientado a procurar uma farmácia de manipulação confiável.

Outra possibilidade é o próprio profissional de saúde se prontificar a mandar preparar o floral para seu paciente, num local de sua confiança, e entregá-lo, quando estiver pronto, diretamente para ele.

No preparo de um floral são utilizadas as vibrações energéticas da essência que impregnam a água, veículo das essências, onde é acrescentado o conhaque para sua conservação. A quantidade de conhaque utilizado como conservante deixa um gosto peculiar e suave, pois é mínima, diluída e não causa nenhum efeito ou dano à saúde.

Para pessoas que não querem ou não gostam do sabor do conhaque, é possível fazer uso do vinagre de maçã para conservação do floral.

Após o preparo da composição floral, a forma de uso é pingando quatro gotas, sob a língua, quatro vezes ao dia ou, se preferir, pingar as gotas num copo com água e tomar aos goles, pouco a pouco.

É recomendável tomar o floral sempre nos mesmos horários, diariamente, sempre pingando embaixo da língua para melhor absorção e, enquanto toma o floral, ir fazendo mentalizações positivas, imaginando estar recebendo toda a força vital da planta de onde a essência floral foi retirada.

Em geral não são apresentados efeitos colaterais ao ingerir florais. Porém é possível que uma pessoa hipersensível sinta um ligeiro aumento de sensações ou sintomas. Caso isto ocorra, recomenda-se mudar o horário de tomar seu floral ou diminuir as vezes que o toma durante o dia.

As essências florais devem ser mantidas em locais arejados, protegidos do sol, longe de aparelhos eletrônicos.

Outra forma de fazer uso dos florais, e que produz um resultado bastante eficaz, é pingar oito gotas do composto floral em um litro de água e tomar dessa água até terminar. Quando acabar, faça o mesmo preparo novamente com o mesmo procedimento.

Este método é bastante útil porque suaviza o sabor do floral, faz o tratamento emocional necessário de forma rápida e hidrata o corpo através da ingestão dos necessários dois litros de água diários, que sabemos ser o ideal para a hidratação do corpo físico.

VI

Métodos de Tiragens

Tiragem Astrológica ou das Três Cartas

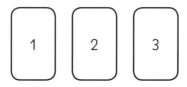

Quando o consulente está em estado de agitação, com dificuldade de centralização ou com muitas dúvidas em algum segmento da vida pessoal ou profissional, escolher as três cartas é muito útil.

No Tarô normal este método é usado para responder perguntas, mostrando as influências do passado em determinado assunto, o que está sendo gerado no presente e os resultados futuros. Cada tema está relacionado a uma carta. As cartas são colocadas sobre a mesa de leitura da esquerda para a direita, correspondendo ao passado, presente e futuro, respectivamente.

Na leitura do Oráculo dos Florais, a tiragem das três cartas corresponde aos signos solar, ascendente e lunar. O signo solar, carta 1 do gráfico a seguir, representa a maneira como nos mostramos para o mundo e qual é a energia que temos facilidade para emanar para os outros. O ascendente, carta 2, corresponde a característica que ainda não temos domínio, mas que devemos aprender a dominar no decorrer da vida. Geralmente é o que aparentamos para os outros. E o signo lunar, carta 3 é o intuitivo e o emocional do consulente e indica como somos quando estamos em um ambiente mais privado e como nos sentimos por dentro.

Tiragem das Cinco Cartas

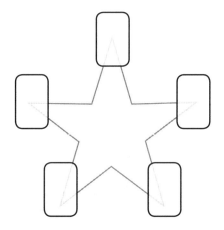

Este é o método que mais uso. O número 5 está ligado ao ser humano, que busca o equilíbrio e que pode ser representado na estrela de cinco pontas. Representa os cinco sentidos. Na numerologia, representa as oportunidades de mudança.

Relacionado aos florais, indica a necessidade de seguir por outras direções, encontrando um ponto de equilíbrio ou um trabalho/ideal e criativo.

As cartas significam a base, a ação, a luta interior, a visão pessoal transformada em realização e os testes que serão enfrentados. Coloque cada carta em uma das pontas da estrela, seguindo sua intuição.

Tiragem das Sete Cartas

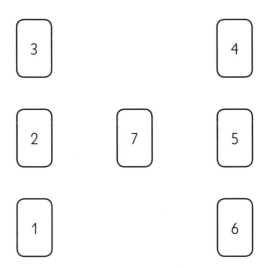

O número sete, além de estar ligado aos sete estados emocionais, é considerado, na numerologia, um dos números de Deus. Corresponde aos sete chacras, aos sete dias da semana, aos sete pecados capitais, as sete dádivas do Espírito Santo, aos sete sacramentos e muito mais.

Esta escolha das sete cartas do Oráculo dos Florais corresponde aos sete estados emocionais e permite ao consulente tomar consciência do seu inconsciente para seu autoconhecimento, acessando suas características mais profundas.

VII

A História do Dr. Edward Bach

Edward Bach nasceu em 24 de setembro de 1886, em Moseley, uma vila perto de Birmingham, Inglaterra. Com 17 anos, alistou-se no Corpo de Cavalaria de Worcestershire, onde pode liberar mais seu amor pelos animais e passar algum tempo em contato com a natureza. Nesta época, ele já não se conformava com os tratamentos paliativos que seus colegas trabalhadores recebiam e acreditava haver um meio de cura real, inclusive para as doenças tidas como incuráveis. Com 20 anos entrou na Universidade de Birmingham. Finalizou os estudos com o treinamento prático no University College Hospital, em Londres, em 1912. Além dos diplomas e títulos que obteve ao se formar, recebeu também os títulos de Bacteriologista e Patologista em 1913, e o diploma de Saúde Pública, em 1914.

Neste ano foi rejeitado para servir na Guerra fora do país, provavelmente por sua saúde frágil. Entretanto, ficou responsável por 400 leitos no University College Hospital, com o trabalho no Departamento de Bacteriologia e também como Assistente Clínico do Hospital da Escola de Medicina (período de 1915 a 1919). Trabalhou incansavelmente, mesmo não sentindo-se bem e, após avisos constantes de pré-estafa não respeitados, teve uma severa hemorragia, em julho de 1917. Submetido a uma cirurgia de urgência, foi-lhe comunicado que talvez não tivesse mais que três meses de vida. No entanto, sentindo uma melhora, reuniu suas forças e foi para o laboratório trabalhar. Passou a dedicar-se à pesquisa dia e noite. Além de não pensar na doença por ter a sua mente ocupada, voltar a trabalhar em função do objetivo da sua vida lhe trazia energia para prosseguir. Em pouco tempo estava totalmente recuperado.

Edward Bach passou a ser cada vez mais conhecido pelas suas descobertas no campo da bacteriologia. Trabalhou em tempo exclusivo para o University College Hospital e depois como bacteriologista do London Homeopathic Hospital, permanecendo lá até 1922. Foi nesta situação que conheceu a **Doutrina de Hahnemann** e seu livro básico, o *Organon da Arte de Curar*, escrito mais de cem anos antes do seu tempo. Descobriu a genialidade de Hahnemann, que curava mais guiado pelos sintomas mentais que pelos físicos.

Em 1926, publicou em parceria com C.E. Wheeler o *Cronic Disease. A Working Hypothesis*. Nessa época, os já conhecidos **Nosódios de Bach**, (vacinas orais) eram utilizados em toda Grã-Bretanha e também em vários outros países.

Bach começou então a tentar substituir os **nosódios** por medicamentos preparados com plantas. Foi a esta altura que utilizou, pelo sistema homeopático de diluição e potencialização, duas flores que trouxe de Gales, em 1928. Estas plantas eram **Impatiens** e **Mimulus**. Pouco depois também utilizou **Clematis**. Os resultados foram encorajadores. Também nesta época começou a separar os indivíduos por grupos de semelhança de comportamento, como se sofressem do mesmo problema. Ele mesmo conta que isso aconteceu depois que foi a uma festa e ficou num canto observando as pessoas, quando então teve um **insight**. Bach imaginou que deveria existir um medicamento que aliviasse este sofrimento comum a cada grupo de indivíduos.

Em 1930, resolveu deixar toda sua rendosa atividade em Londres, o consultório da rua Harley e os laboratórios, para buscar na natureza este sistema de cura que idealizara desde pequeno e do qual sentia estar próximo. Aos 44 anos, partiu para Gales. Ao chegar, descobriu que levara por engano uma mala com calçados no lugar de outra com o material necessário para o preparo de medicamentos homeopáticos: almofariz, vidros, etc. Isso acabou por impulsioná-lo mais rapidamente na direção da descoberta de um novo sistema de extrair as virtudes medicamentosas das plantas. A homeopatia não estava longe, mas não era exatamente o que procurava. E então ele deixou a fama, o conforto e um lugar de destaque na sociedade médica londrina em prol dessa pesquisa. Antes de ir, queimou tudo que já tinha escrito até então e deixou o resto do trabalho a ser concluído pelos colegas e auxiliares que trabalhavam com ele.

No entanto, foi encorajado pelo Dr. John Clark, diretor do Homeopathic World, um jornal médico homeopático, que colocou seu periódico à disposição para que Bach publicasse suas descobertas. Essa oportunidade foi totalmente aproveitada. No outono de 1935, Bach descobriu **Mustard**, o último dos 38 florais.

Dr. Bach morreu dormindo, em 27 de novembro de 1936, de parada cardíaca, aos 50 anos de idade, em sua casa, denominada Mount Vernon, na vila de Brighwellcum-Sotwell, em Oxfordshire. Lá funciona hoje o **Bach Centre**, onde se cultivam as plantas, colhem-se as flores e preparam-se as essências Florais de Bach.

Autor dos livros *Cura a ti mesmo* e *Os Doze remédios florais*, Dr. Bach explica que toda ação tem uma reação e que toda doença começa na mente, resultando na sua materialização no corpo físico.

"Cada um de nós tem o poder da cura, porque todos nós temos no coração amor por alguma coisa, pelo nosso próximo, por animais, pela natureza, pela beleza, e cada um de nós deseja proteger e ajudar a melhorar o que amamos."

Dr. Edward Bach

Bibliografia

BACH, Dr. Edward. *Os Remédios Florais do Dr. Bach*. Editora Pensamento.

BARNARD, Julian. *Um guia para os Remédios Florais do Dr. Bach*. Editora Pensamento.

BEAR, Jessica. *O poder dos Florais de Bach*. Editora Gente.

BELLUCCO, Wagner. *O gestual dos Florais de Bach*. Robe Editorial.

CHANCELLOR, Philip M. *Manual Ilustrado dos Remédios Florais do Dr. Bach*. Editora Pensamento.

CONEZA, Elizabeth. *Florais de Bach, os remédios da alma*. Editora Alfabeto.

DAMIAN, Peter. *A Astrologia e os remédios florais do Dr. Bach*. Editora Pensamento.

DUQUES, Maria. *Os Florais de Bach e as síndromes do feminino*. Editora Rosa dos Tempos.

GANEM, Eliane. *Os Florais de Bach e o Eneagrama*. Editora Objetiva.

Howard, Judy. *Os Remédios Florais do Dr. Bach Passo a Passo*. Editora Pensamento.

JONES, T. W. Hyne. *Dicionário dos Remédios Florais do Dr. Bach*. Editora Pensamento.

LAMBERT, Dr. Eduardo. *Matéria Médica e Terapia Floral do Dr. Bach*. Editora Pensamento.

_____. *Os Estados afetivos e os remédios forais do Dr. Bach*. Editora Pensamento.

MONARI, Carmem. *Participando da Vida com os Florais de Bach*. Editora Roka.

SCHEFFER, Mechthild. *Experiência com a Terapia Floral do Dr. Bach*. Editora Pensamento.

_____. *Florais de Bach, escolha você mesmo*. Editora Pensamento.

_____. *Florais de Bach, imagens para harmonização, centramento e meditação*. Editora Pensamento.

_____. *Terapia Floral do Dr. Bach, teoria e práticas*. Editora Pensamento.

STERN, Claudia. *Tudo o que você precisa saber sobre os remédios florais de Bach*. Editora Pensamento.

_____. *Florais de Bach, novos processos técnicos e clínicos*. Editora Pensamento.